Ganzheitlich gesund

Angelika Godau

WENN WIRBEL AUS DEM LOT GERATEN

Angelika Godau

Wenn Wirbel aus dem Lot geraten

Die krankmachenden Auswirkungen von Wirbelblockaden und ihre Behandlung mit der Methode Dorn

AURUM VERLAG · BRAUNSCHWEIG

Umschlaggestaltung: Jutta Kümpfel
Titelfoto: Bavaria Bildagentur
Zeichnungen: Oliver Buss

Die Deutsche Bibliothek – CIP-Einheitsaufnahme

Ein Titeldatensatz für diese Publikation ist bei der Deutschen Bibliothek erhältlich.

2001
ISBN 3-591-08485-9

Satz: Florian P. Kipping
Gesamtherstellung: Westermann Druck Zwickau GmbH

Inhalt

Vorwort
Wann ist ein Mann ein Mann? Oder: Was dieses Buch mit meinem Mann zu tun hat

Ich wüsste ja schon sehr gern, warum Sie gerade dieses Buch in der Hand halten? Hat die Aufmachung Sie angesprochen? Hat der Titel Ihr Interesse geweckt? Vielleicht haben Sie ja auch in einer Zeitschrift etwas über die „Dorn-Therapie“ gelesen oder eine Sendung im Fernsehen gesehen? Möchten Sie das Buch lesen, weil Sie selbst unter Rückenschmerzen, Gelenkproblemen oder einer anderen gesundheitlichen Störung leiden oder geht es Ihnen in erster Linie um Prophylaxe?

Darüber haben Sie noch gar nicht nachgedacht? Gut, dann haben wir etwas gemeinsam. Auch ich habe lange Zeit nicht darüber nachgedacht, warum ich als leidenschaftliche Journalistin meinen Job aufgegeben habe, um Psychologie zu studieren, Heilpraktikerin und später Wirbelsäulen-Therapeutin zu werden.

Fest steht, dass ich zumindest letzteres meinem Mann verdanke oder, genauer gesagt, seinen Rückenproblemen, die uns so manchen Urlaub verdorben haben. „Typisch Mann“ konnte er es nämlich – trotz sehr wohl bekannter Bandscheibenschäden – nicht lassen, schwere Koffer oder Kisten zu schleppen, besonders dann nicht, wenn andere Leute in der Nähe waren.

„Wie sieht das denn aus? Du schleppst und ich als Mann gehe mit deinem Kosmetikköfferchen hinter dir her?“ Das Entsetzen stand ihm deutlich ins Gesicht geschrieben.

Also wuchtete er ohne Rücksicht auf Verluste den größten Koffer aus dem Auto. Ein Schrei und mit schmerzverzerrtem Gesicht lehnte ein Fragezeichen auf der Motorhaube:

Hexenschuss – Krankenhaus, wir kommen! Die nächste Zeit verbrachte die Familie getrennt: die Kinder am See, die Eltern auf der orthopädischen Station des jeweiligen Kreiskrankenhauses. Der Ablauf war immer der gleiche: Untersuchung, Röntgenaufnahmen, CT in allen Schichten – Spritzen, Bettruhe mit „aufgebockten Beinen" und Valium. Nach etwa acht Tagen war das Schlimmste meist überstanden. Mein Mann konnte sich wieder vorsichtig bewegen und der Urlaub beginnen, vorausgesetzt, es war kein Tennisplatz in der Nähe, denn dann war das nächste Unglück sozusagen vorprogrammiert: „Man(n) kann doch nicht auf alles verzichten, ich bin doch schließlich noch kein Rentner und, versprochen, ich bin auch ganz vorsichtig." Den Rest können Sie sich wahrscheinlich ausmalen.

Kann das wirklich die Lösung sein? Ich denke nicht! Wenn man alles, was Spaß macht, und vielleicht sogar jede x-beliebige Alltagsverrichtung gleich mit heftigsten Schmerzen bezahlen muss, hat man bald überhaupt keine Freude mehr am Leben – und auch die Familie und die ganze Umgebung leidet mit. Von Karriereknick, Einkommensverlust, Arbeitslosigkeit und so weiter wollen wir hier gar nicht erst reden.

Was kann man also besser machen? Ganz einfach. Es geht nicht darum, alles zu vermeiden, was die Symptome auslöst, und auch nicht in erster Linie darum, die Symptome zu behandeln. Es ist vielmehr wichtig, deren Ursachen zu finden und zu beseitigen.

Und darum geht es in diesem Buch, von dem Sie vielleicht eine Antwort darauf erwarten, wie Sie Ihre Probleme lösen können. Das Zauberwort heißt *Die Methode Dorn.*

Kapitel 1
Wer ist Dieter Dorn und was ist die Dorn-Methode?

Ein Hexenschuss und seine Folgen

Dieter Dorn betreibt ein kleines Sägewerk im schönen Örtchen Lautrach, nicht weit von Memmingen, und mit Medizin hatte er eigentlich nicht mehr zu tun, als dass er eines Tages Opfer eines Hexenschusses wurde. Diese Schmerzen waren es nämlich, die ihn dazu brachten, umgehend den uralten Bauern aufzusuchen, der in der Gegend bei Mensch und Vieh „die Haxn" einrenkte. Dieser Alte drückte auf Dorns Rücken herum, hier ein bisschen und da ein bisschen, hob und schob ihn hin und her – alles ganz mühelos und ohne besonderen Kraftaufwand. Trotzdem dauerte es nicht lange, bis die ärgsten Schmerzen nachließen und bereits am nächsten Tag ging Dorn schon wieder wie gewohnt seiner Arbeit nach.

So weit – so gut! Wenn er es dabei belassen hätte, gäbe es heute mit ziemlicher Wahrscheinlichkeit keine „Methode Dorn", aber zum Glück ließ ihn der Gedanke an die Leichtigkeit, mit der der alte Mann ihm geholfen hatte, nicht los. Außerdem hatte er den festen Glauben, dass alles im Leben einen Sinn hat und nichts einfach zufällig geschieht. Nicht einmal ein Hexenschuss! Zusätzlich dachte er an die Migräne seiner Frau, die ihr schon seit Jahren das Leben zu Hölle machte. Also ging er noch einmal hin, um den Alten zu bitten, ihm doch beizubringen, Schmerzen so zu beseitigen, wie er es getan hatte.

Nun sind die Menschen im Allgäu nicht gerade geschwätzig und wenn man etwas kurz und bündig ausdrücken kann, dann tun sie das in der Regel: „Brauchscht es nit zu lernen, hoscht es scho", war denn auch die karge Antwort, die etwas länger formuliert vielleicht so klingen würde: „Ja, weißt du, das mit dem Lernen ist so eine Sache, denn eigentlich kann man das gar nicht lernen, jedenfalls nicht auf die herkömmliche Art. Es ist eine Begabung. Der eine hat sie, der andere nicht."

So stellt es jedenfalls heute – zwanzig Jahre später – Dieter Dorn selbst dar. Zum Lernen wäre ihm ohnehin nicht allzu viel Zeit geblieben, denn der alte Bauer starb wenige Wochen später. Für Dorn ist auch das kein Zufall!

Also traute er sich irgendwann an die Halswirbelsäule seiner Frau, von der es hieß, zwei Wirbel seien einfach zu lang und drückten auf Nerven. Das sei der Auslöser für die Migräne und am besten ließe sie das operativ beseitigen. Ich glaube, es ist nicht schwer sich vorzustellen, dass man mit einer solchen Aussicht auch bereit ist, etwas ungewöhnliche Methoden auszuprobieren, Hauptsache, sie versprechen Hilfe. Also ließ Frau Dorn zu, dass ihr Mann ihre Halswirbelsäule untersuchte. Er entdeckte hier und da „so Knubbel, die irgendwie nicht dahingehörten".

"Ich drückte eine Weile darauf herum und dagegen, schob und drehte dabei den Kopf meiner Frau hin und her und dachte mir: Noch schlimmer kann es ja gar nicht werden", erzählt Dieter Dorn.

Auch wenn dieses Vorgehen keinesfalls zur Nachahmung empfohlen werden kann, ahnen Sie es bestimmt schon: Die Schmerzen wurden wirklich nicht schlimmer, ganz im Gegenteil, die Migräne verschwand und von Operation war nie wieder die Rede.

Beflügelt von diesem Erfolg wagte sich Dieter Dorn nach und nach auch an die entferntere Verwandtschaft, die Nachbarn und Menschen aus der Umgebung heran, die mit den unterschiedlichsten Schmerzen zu ihm kamen. Es schien, als hätte er Augen in seinen Fingern.

Diese Hände, die den ganzen Tag über schwere Arbeit verrichteten, verwandelten sich während ihrer Tätigkeit am Menschen auf wundersame Weise: Sie wurden sanft und einfühlsam und im nächsten Moment sicher zupackend. Der Kreis der Menschen, denen er helfen konnte, wurde immer größer und er gewöhnte sich an, Ehepartner, Mütter und Kinder der Kranken in seine Methode einzuweisen, damit diese zu Hause damit weiterarbeiten konnten.

Eine fruchtbare Liaison

Lange Zeit ging das so und nichts davon drang allzu weit aus dem Allgäu heraus, bis ein Schulmediziner von den „seltsamen Methoden des Dieter Dorn" hörte und sich selbst von dessen Tun überzeugen wollte. Er war derart beeindruckt von der Richtigkeit und der Einfachheit dieser Behandlung, dass er beschloss, sie selbst anzuwenden. Für die beiden grundverschiedenen Männer begann eine Zeit des gegenseitigen Unterrichtens: Dorn lernte alles über die Anatomie der Muskeln, Sehnen und Gelenke und begann zu verstehen, welche Aufgabe die einzelnen Wirbel und die Spinalnerven haben und was es mit der Statik des Körpers auf sich hat. Der Schulmediziner hingegen lernte, mit den Händen zu sehen und anders zu denken, ganz anders, als er es während seines Studiums an der Universität gelernt hatte. Die Erfolge sprachen für sich und die Dorn-Methode begann ein Begriff zu werden.

Waren es in den ersten Jahre überwiegend Laien gewesen, Betroffene und deren Angehörige, die den Weg in die kleine Wohnküche Dieter Dorns fanden, so kamen jetzt Heilpraktiker, Ärzte und Physiotherapeuten, um diese neue „Wundermethode" kennen zu lernen. Und Dorn gab sein Wissen bereitwillig weiter.

„Jeder, der kommt, kann genau hinsehen, wie ich es mache, ich verheimliche nichts, aber nicht jeder hat diese Begabung, da kann man nichts machen. Ich sehe den Menschen gleich an, ob sie die Hände dafür haben, die Liebe zu den Menschen, das Einfühlen, das Künstlerische, was es einfach braucht. Mit Hauruck-Methoden oder gar Gewalt kann man hier gar nichts ausrichten, dazu braucht es Fingerspitzengefühl und Intuition."

Mittlerweile gibt es bestimmt ein paar hundert Dorn-Therapeuten – gute, weniger gute und auch schlechte wie in allen Therapierichtungen. Es gibt Listen mit Therapeutenadressen für jeden Postleitzahlenbereich in Deutschland und weit über die Grenzen der Republik hinaus, aber es bleibt keinem Hilfesuchenden erspart, sich „seinen" Therapeuten selbst zu suchen, denn jeder Mensch ist anders und was dem einen „liegt", kann für den anderen genau das Falsche sein.

Am Anfang steht die Diagnose

Vor allen Dingen sollten Sie auf keinen Fall glauben, „was ein Herr Dorn kann, das kann ich auch" und ohne eine solide Ausbildung damit beginnen, sich selbst oder gar andere Menschen zu behandeln. Das kann sehr schnell ins Auge gehen und dazu führen, dass Sie sich oder anderen Schaden zufügen und bereits vorhandene Beschwerden verschlechtern anstatt zu lindern. Wenn Sie selbst Beschwerden haben, sollten Sie sich einen gut ausgebildeten Therapeuten suchen, der zuerst eine gründliche Anamnese macht, dann seine Diagnose stellt und Sie anschließend behandelt, wobei er Ihnen genau erklärt, was Sie tun und was Sie lieber lassen sollen. Daran müssen Sie sich dann allerdings strikt halten.

Kapitel 2
Wie arbeitet ein Dorn-Therapeut?

Das erste, was ein Dorn-Therapeut bei jedem Patienten überprüfen muss, ist die Länge der Beine und Sie glauben gar nicht, wie oft da Differenzen von bis zu fünf Zentimetern (!) gemessen werden, ohne dass der Betreffende davon eine Ahnung hat. Manchmal weiß er es aber auch bereits und hat vom Orthopäden eine Absatzerhöhung verordnet bekommen – leider in der Regel unter die gesunde Seite, denn pathologisch – also krankmachend verändert – ist das längere Bein.

Jetzt höre ich förmlich den Aufschrei aller Fachärzte und dennoch: Diese scheinbare Längendifferenz ist trügerisch, denn sie wird meiner Auffassung nach durch einen aus der Pfanne herausgerutschten Hüftkopf verursacht und täuscht einen tatsächlichen (Bein)Längenunterschied eigentlich nur vor. Würde man die tatsächliche Beinlänge messen, fände man selten eine Differenz. In einem der nächsten Kapitel erfahren Sie mehr über die Auswirkungen dieses sehr häufigen Phänomens.

Leider ist das Hüftgelenk nicht das einzige „Problemkind", auch Fehlstellungen des Kniegelenks und der Sprunggelenke können erhebliche Probleme verursachen. Und natürlich das wichtigste aller Gelenke (wenn man überhaupt eine Wertigkeit aufstellen kann): das Kreuzbein. Dabei ist das Kreuzbein noch nicht einmal ein Gelenk im eigentlichen Sinne des Wortes, sondern lediglich eine verknöcherte Platte, die früher, als die Menschheit noch in den Kinderschuhen steckte, ebenfalls aus Wirbeln bestand. Es handelt sich sozusagen um die letzten Reste unserer ehemals vorhandenen Schwänze. Eine „Subluxation“ dieses Körperteils kann so viele unterschiedliche Beschwerden auslösen, dass man damit ohne Mühe ein eigenes Buch füllen könnte. Ich muss mich daher im entsprechenden Kapitel auf die häufigsten beschränken.

Erst jetzt beginnt die Untersuchung der eigentlichen Wirbelsäule. Sie besteht aus sieben Halswirbeln, zwölf Brustwirbeln und fünf Lendenwirbeln und stellt eine biegsame und doch sehr stabile Verbindung verschiedener Elemente dar.

Die Entwicklung der menschlichen Wirbelsäule begann in dem Moment, in dem unsere Ur-Ur-Ahnen von den „Bäumen stiegen“ und sich aufzurichten begannen, um „Zweibeiner“ zu werden. Um das zu ermöglichen, musste allerdings ein „kleines Wunder“ geschehen. Die einzelnen Wirbel wurden im Laufe der Evolution durch Zwischenwirbelgelenke miteinander verbunden, um ihre Beweglichkeit zu sichern. Stabilität erhielt die Konstruktion durch eine genau aufeinander abgestimmte Anordnung von Muskeln, Sehnen und Bändern.

Zwischen jeweils zwei Wirbeln befindet sich eine Bandscheibe, eine etwa fünf Millimeter dicke gallertartige Masse, die von einem relativ festen Ring umgeben ist. Die Bandscheiben dienen als Stoßdämpfer, die Mutter Natur vorsorglich eingebaut hat, damit die enormen Kräfte, die tagtäglich auf unseren Rücken einwirken, abgefangen werden können.

Vermutlich haben Sie noch nie darüber nachgedacht, welches Gewicht auf Ihren Wirbeln und Bandscheiben lastet, wenn Sie ein Kind tragen, einen Wäschekorb die Treppe hochschleppen oder einen Bierkasten in den Keller wuchten. Es sind annähernd 220 Kilo! Und selbst wenn Sie gerade nichts tun und gemütlich in Ihrem Sessel sitzen, lasten immerhin noch bis zu 175 Kilo auf Ihrer

Lendenwirbelsäule. Das gilt für „normalgewichtige“ Menschen und erhöht sich durch jedes Kilo Übergewicht entsprechend.

Dieser gewaltige Druck lastet also den lieben langen Tag auf Ihren Bandscheiben, drückt sie mehr und mehr zusammen und kann bewirken, dass Sie am Abend bis zu fünf Zentimeter (!) kleiner geworden sind. Erst durch die Nachtruhe kann sich die Wirbelsäule wieder regenerieren und ausdehnen, so dass sie am nächsten Morgen erneut bereit ist, ihre Schutz- und Pufferfunktion zu erfüllen.

Möglicherweise ist der Evolutionsprozess bis heute noch nicht vollkommen abgeschlossen, denn dieses System ist zwar funktionell, aber auch der Ursprung für mannigfaltige Probleme, weil sich jedes einzelne Gelenk auch verkanten und dadurch den betreffenden Wirbel in seiner Funktion einschränken kann. Vor allem mehrere einseitig verschobene Wirbel übereinander – in der Fachsprache Skoliose genannt – können sich sehr negativ auf Ihr Wohlbefinden auswirken.

Auch in einem vollkommen gesunden Körper beginnt der Alterungsprozess bereits mit etwa zwanzig Jahren. Von da an geht es buchstäblich bergab – bei einer mittleren Lebenserwartung von etwa 75 Jahren eindeutig zu früh – und die Bandscheiben sind von Anfang an betroffen: Ihr Gallertkern verliert an Flüssigkeit. Dadurch wird seine Pufferfunktion im Laufe der Jahre immer mehr eingeschränkt und irgendwann führt auch die nächtliche Verschnaufpause nicht mehr zur vollständigen Regeneration. Wenn zusätzlich zu diesen „natürlichen Kräften“ noch Fehlstellungen und Fehlbelastungen auf den Rücken einwirken, kommt es zu einem vorzeitigen Abbau, den so genannten Verschleißerscheinungen: Rückenschmerzen stellen sich ein und irgendwann vielleicht sogar der gefürchtete Bandscheibenvorfall.

Die Aufgabe des Dorn-Therapeuten besteht also zunächst einmal darin, alle Gelenke und Wirbel sehr sorgfältig auf Blockaden und Fehlstellungen hin zu untersuchen. Wenn er etwas gefunden hat, dokumentiert er es genau und macht sich daran, das Gelenk oder den entsprechenden Wirbel mit einigen Handgriffen, „freundlich, aber bestimmt" wieder an Ort und Stelle zu bringen. Manchmal ist das nicht ganz leicht, aber in der Regel rutschen die blockierten Wirbel gern wieder an den für sie vorgesehenen Platz. Erst wenn alle Gelenke (!) und alle Wirbel bis hinauf zum „Atlas" gerade sind, stimmt auch die Statik wieder und Beschwerden, Schmerzen und Bewegungseinschränkungen können langsam ausheilen.

Noch heute gibt es auch in der Schulmedizin Untersuchungsmethoden, bei denen ein Lot an den siebten Halswirbel angelegt wird, das genau bis zum Steißbein reicht. Wenn es unten gerade ankommt, nämlich genau in der Analfalte, geht man davon aus, dass die geprüfte Wirbelsäule gerade ist. Leider ist diese Methode immer mehr von der modernen Technik verdrängt worden. Andererseits ist sie auch nicht hundertprozentig sicher, denn manchmal sind die Blockaden der kleinen Zwischenwirbelgelenke so minimal, dass man sie auf diese Art nicht „entlarven" kann. Dazu braucht man dann doch Finger, die gut tasten können.

Kann mir das denn nicht schaden?

Die Dorn-Methode unterscheidet sich deutlich von allen anderen Wirbelsäulenbehandlungen und hat nicht das geringste mit der allgemein bekannten Chiropraktik zu tun. Von meinen Patienten, die bereits diesbezügliche Erfahrungen gemacht haben, werde ich immer wieder gefragt, ob denn eine solche Behandlung nicht schädlich sei? Das kann ich ganz klar verneinen.

Dorn-Therapeuten renken nämlich nicht ein, sondern behandeln Fehlstellungen und Schäden unter ständiger Mobilisation der entsprechenden Muskulatur sanft und nachhaltig. Dabei besteht zu keiner Zeit die Gefahr einer Verletzung von Sehnen und Bändern. Daher ist es auch in keiner Weise bedenklich, wenn Sie die Behandlung einige Male wiederholen lassen müssen. Die beschwerdefreie Zeit wird von Mal zu Mal länger und irgendwann benötigen Sie – unter günstigen Voraussetzungen – überhaupt keine Behandlung mehr. Was Sie selbst dazu beitragen können, erfahren Sie im letzten Kapitel.

Kapitel 3
Blockierte Gelenke und die Auswirkungen

Nachdem wir nun so viel über Gelenke und deren Blockierung gesprochen haben, sollten wir uns mit der Frage beschäftigen, wozu Gelenke überhaupt gebraucht werden und welche Funktion sie haben. In erster Linie bilden sie die Verbindung zwischen zwei oder mehreren Knochen und je nach ihrer Aufgabe ermöglichen sie einen mehr oder weniger großen Bewegungsradius. Zum Beispiel lässt sich das Kugelgelenk der Schulter in viel mehr Richtungen bewegen als ein Fingergelenk. Denn während die Finger „nur" zum Greifen gedacht sind, muss der Arm als Verlängerung der Schulter ganz unterschiedliche Dinge tun. Damit Sie sich die Haare kämmen, die Schuhe binden, sich am Rücken kratzen oder jemanden umarmen können, müssen Ihre Arme nach oben, nach unten, nach vorn, zur Seite und möglichst auch noch nach hinten beweglich sein.

Im Vergleich dazu ist das Kniegelenk sehr eingeschränkt, sein Bewegungsmuster umfasst nur vorn und hinten. Das reicht aus, um gehen, laufen, hocken, sitzen und sich bücken zu können. Seitwärtsbewegungen sind von der Natur nicht vorgesehen.

Vielleicht denken Sie einmal darüber nach, an welchen Stellen in Ihrem Körper sich Gelenke befinden und was Sie ohne sie alles *nicht* tun könnten.

Wie so vieles im menschlichen Körper sind selbst die kleinsten Gelenke äußerst funktionell aufgebaut und weil sie ein Menschenleben lang halten müssen, hat die Natur ein paar Sicherungen eingebaut. So sind beispielsweise die

Gelenke, die eine ziemlich flache Pfanne haben, etwa Schulter- und Kniegelenk, noch zusätzlich durch Sehnen, Bänder und manchmal auch kleine Beutel (Bursen) gesichert, die Flüssigkeit enthalten, um Stöße abzupuffern. Alle diese Teile reagieren äußerst sensibel auf Irritationen. Schon kleinere Unfälle wie Stürze oder einfaches Umknicken können zu Blockierungen führen. Das heißt, das entsprechende Gelenk gleitet nach einer heftigen und meist unvorhersehbaren Bewegung nicht mehr millimetergenau in seine gesunde Position zurück. Diese Fehlstellungen können lange Zeit völlig unbemerkt bleiben und dennoch die unterschiedlichsten Beschwerden verursachen, und das keineswegs nur am Ort des Geschehens.

Zum Beispiel kann die Blockade eines einzigen Zehengelenkes dazu führen, dass Sie Ihren Fuß nicht mehr richtig aufsetzen und abrollen. Da dies nicht unbedingt Schmerzen verursacht, kann es sein, dass Ihnen diese Tatsache vollständig verborgen bleibt. Dennoch ergibt sich daraus mit der Zeit eine immer stärkere Verkrampfung in der Muskulatur des gesamten Beines, die bis hinauf in den großen Gesäßmuskel reichen kann. Die Blutzufuhr und damit der Austausch von Sauerstoff und die Nährstoffversorgung ist nachhaltig gestört. Das führt zu einem Verlust an Beweglichkeit und Widerstandskraft: Muskelkrämpfe, Faserrisse und sogar die gefürchteten Hexenschüsse können die Folge sein. Kleine Ursache – große Wirkung!

Ein Wunder, das keines war

Vor einigen Jahren, als ich noch ein ziemlicher Neuling in der Dorn-Therapie war, kam eine Patientin zu mir, weil es ihr immer wieder „ins Kreuz“ fuhr und sie sich nicht länger einrenken lassen wollte und auch die vielen Spritzen nicht mehr vertrug. Sie hatte ein Geschäft und war den ganzen Tag über auf den Beinen. Bewegung hatte sie also reichlich, zumal sie außerdem noch einen großen Gemüsegarten bestellte, der auch für eine gesunde, biologische Ernährung sorgte. Sport betrieb sie nicht, es gab auch keinen Unfall oder sonstigen Auslöser für die immer wiederkehrenden Beschwerden in der Lendenwirbelsäule.

Ich untersuchte die Frau von Kopf bis Fuß und fand nichts weiter als ein blockiertes rechtes Sprunggelenk. Das war alles. Es bestand keine Beinlängendifferenz und das Kreuzbein war nicht subluxiert. Die Frau hatte zwar eine deutliche Rechtsskoliose im Bereich der Brustwirbelsäule, aber (noch) keine körperlichen Beschwerden, die darauf zurückzuführen gewesen wären. Nur die tiefe Gesäßmuskulatur war einseitig auffallend hart und verspannt.

Da sich die Patientin während der Untersuchung und Behandlung nur wenige Meter bewegen musste, war mir bis zu diesem Zeitpunkt noch nicht aufgefallen, dass sie hinkte. Sie selbst hatte auch nichts davon erwähnt. Erst nachdem sie wieder angezogen und auf dem Weg zum Ausgang war, blieb sie plötzlich wie angewurzelt stehen, lief aufgeregt einige Meter hin und her und sagte schließlich vollkommen außer Fassung: „Das ist doch unmöglich, das gibt es doch gar nicht. Ich hinke, seit ich denken kann... und jetzt, schauen Sie doch nur, ich kann ganz normal gehen!"

Wie gesagt, ich hatte zu diesem Zeitpunkt auch noch nicht viel Erfahrung und war fast geneigt, mich für eine besonders geniale „Heilerin" zu halten, aber ich wurde schnell auf den Boden der Tatsachen zurückgeholt. Die Patientin kam nämlich aus einem relativ kleinen Ort, in dem „jeder jeden kannte" und natürlich fiel allen auf, dass sie plötzlich ganz normal gehen konnte. Daraufhin kamen viele Menschen zu mir, um auch ein „Wunder" zu erleben.

Leider war dieser Erfolg (der letztendlich nur darauf beruhte, dass ich ein jahrzehntelang blockiertes Sprunggelenk deblockiert hatte) nicht in jedem Fall reproduzierbar und so mancher Hilfesuchende blieb meiner Praxis nach der ersten Behandlung tief enttäuscht wieder fern. Geduld ist eben eine Tugend, über die nicht jeder Mensch verfügt.

Die unbekannte Krankheit mit den vielen Gesichtern: Rheuma

Wenn Ihnen Diagnosen wie Rheuma, Arthrose, Fibromyalgie und so weiter gestellt wurden, hatten Sie mit Sicherheit eines: Schmerzen! Viel mehr haben diese Krankheitsbilder, die wie noch hundert weitere zum „rheumatischen Formenkreis" zählen, nicht gemeinsam.

Rheuma als einheitliches, klar abgegrenztes Krankheitsbild gibt es ebenso wenig wie eine gesicherte Ursache für diese schmerzhafte Erkrankung des Bindegewebes, der Muskeln und/oder Gelenke. Vier- bis fünfhundert verschiedene Symptome, die an allen Ecken und Enden des menschlichen Körpers auftauchen, werden mit Rheuma in Verbindung gebracht und man kennt ganz unterschiedliche Schweregrade und Verläufe der Krankheit. Mal sind eher Männer, mal eher Frauen davon betroffen, manchmal scheint sie junge Menschen zu bevorzugen, dann wieder eher die über Fünfzigjährigen.

Rheuma ist keine Erkrankung unseres Jahrhunderts. An 4000 Jahre alten ägyptischen Mumien hat man deutliche „Rheumaspuren" nachgewiesen und auch die alten Griechen kannten dieses Leiden. Sie nannten es *Rheim* (fließen), weil sie der Ansicht waren, die heftigen Schmerzen hätte ihre Ursache in „kaltem Schleim, der über die Gelenke fließt".

Uneinigkeit herrscht bis heute nicht nur darüber, wie die verschiedenen Rheumaformen entstehen, sondern auch darüber, wie sie zu behandeln sind. Ob man davon ausgeht, dass eine rheumatische Erkrankung durch Viren oder Bakterien verursacht wird oder ob man sie eher auf eine genetische, also erbliche Disposition zurückführt oder auf zu hohen Fleischkonsum, wie beispielsweise die Gicht, die ebenfalls zum rheumatischen Formenkreis gehört, hängt vermutlich von der Mentalität oder der Fachrichtung des Diagnostizierenden ab. Die Behandlung hingegen ist in fast allen Fällen ähnlich, nämlich symptomatisch. Sie beginnt mit den „nicht-steroidalen Medikamenten", auf die irgendwann die Cortisone folgen, bevor der Chirurg die Sache übernimmt und die entsprechenden Gelenke ausschabt beziehungsweise ersetzt.

Ich möchte mich weder gegen Cortison noch gegen Operationen im allgemeinen aussprechen, denn bei einem bestimmten Grad an Zerstörung bleibt oft kein anderer Ausweg. Dennoch möchte ich Ihnen Mut machen. Wenn Ihre Erkrankung noch in einem relativ frühen Stadium ist, sollten Sie einen Versuch mit der Methode Dorn wagen. Sie können nichts verlieren, denn die Dorn-Therapie hat keinerlei Nebenwirkungen. Andererseits können Sie alles gewinnen und sich vielleicht viele Qualen und Schmerzen ersparen. Dazu müssen Sie einfach wissen, dass fast alle Erkrankungen des rheumatischen Formenkreises die Knorpelmasse der Gelenke zerstören, und genau hier setzt diese Behandlung an. Ich bin der festen Überzeugung, dass die Dorn-Methode eine ausgezeichnete Möglichkeit ist, um ein Fortschreiten der Krankheit aufzuhalten und in vielen Fällen wieder ein beschwerdefreies Leben zu ermöglichen. Außerdem fällt nicht nur mir, sondern auch zahlreichen Kollegen aus den unterschiedlichsten Fachrichtungen – Masseuren, Ergotherapeuten und auch Schulmedizinern – auf, dass die Diagnose Fibromyalgie, die ja zum rheumatischen Formenkreis gehört, neuerdings besonders häufig gestellt wird. Interessant ist auch, dass es sich dabei in achtzig Prozent der Fälle um weibliche Patienten handelt. Die Symptome, die zu diesem Krankheitsbild gehören, sind vielschichtig und wechselnd: Schmerzen in Muskeln und Sehnenansätzen, allgemeine Abgeschlagenheit, Müdigkeit, Schlaflosigkeit, Morgensteifigkeit. Die Beschwerden verstärken sich manchmal bei körperlicher Belastung, manchmal in Ruhe, beim einen durch Wärme, beim anderen durch Kälte.

In all diesen Fällen ist nur ein gemeinsames Phänomen zu beobachten, nämlich dass alle Laborwerte vollkommen unauffällig sind. Auch die Röntgen- und CT-Diagnostik ergibt nichts. Fibromyalgie ist also eine Krankheit, die man nirgendwo nachweisen kann. Ähnlich undifferenziert sind denn auch die Behandlungsansätze. Sie reichen von Autogenem Training, über Cortison bis hin zur Gabe von Tranquilisern. Auffallend einheitlich an diesem Krankheitsbild ist aber, dass die meisten Patienten übereinstimmende Schmerzorte angeben: Sprunggelenke, Kniegelenke, Hüftgelenke, Ellbogengelenke, Schultergelenke und Schlüsselbeingelenke sind abwechselnd oder gleichzeitig befallen. Eine sehr „typische Patientenge nschichte“ möchte ich Ihnen nicht vorenthalten:

Patientin, weiblich, 36 Jahre alt, nicht verheiratet, keine Kinder. Sie ist schlank und sehr attraktiv, intelligent, beruflich erfolgreich und sie hat Fibromyalgie – vielleicht aber auch nicht, denn die verschiedenen Ärzte, die sie aufgesucht hat, widersprechen sich. Drei Diagnosen stimmen dafür, vier dagegen. Das ist der augenblickliche Stand der Dinge.

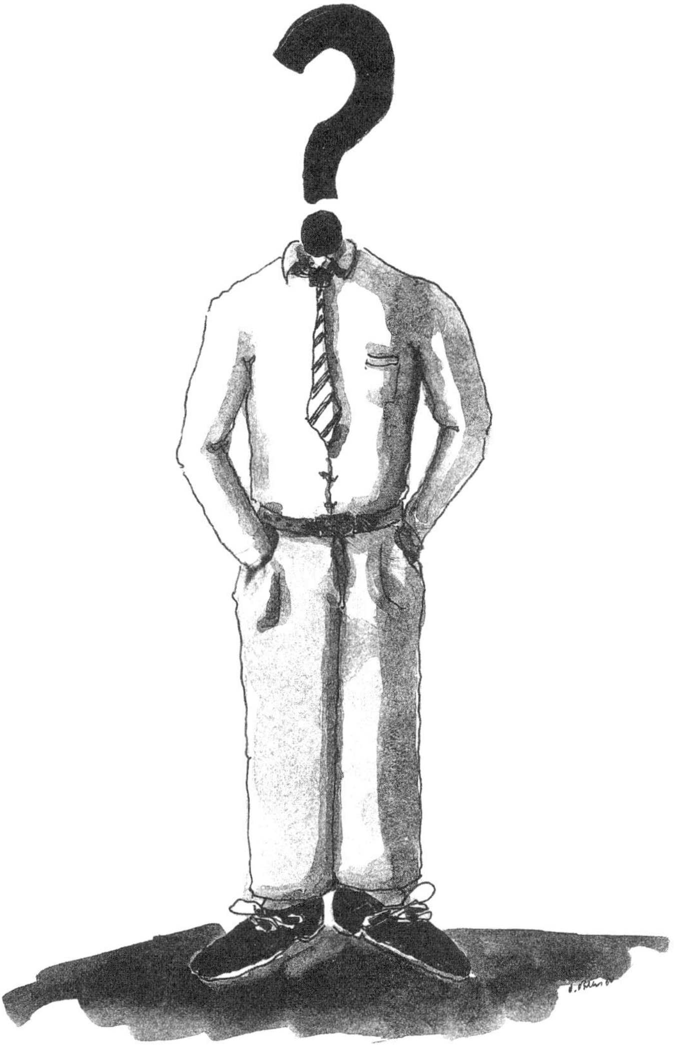

Die Patientin erzählt, dass sie seit etwa zehn Jahren ununterbrochen an wechselnden Schmerzzuständen leide und eigentlich keine Minute lang völlig schmerzfrei sei. Sie habe alles versucht, „was es nur gibt", aber ohne Erfolg. Die gezielte Anamnese ergibt folgendes: Geburt und die ersten Lebensjahre unauffällig, die üblichen Kinderkrankheiten komplikationslos. Dann irgendwann zwischen dem zehnten und dem zwölften Lebensjahr ein Schleudertrauma durch einen Ball, der das Kinn getroffen hat. Eine gezielte Behandlung erfolgte nicht. Die Patientin hat einen ausgeprägten „Schwanenhals", schön anzusehen und in der romantischen Literatur häufig erwähnt, aber leider sehr instabil und anfällig für Deformationen. Vor zehn Jahren wurde ihr ein eiternder Weisheitszahn gezogen, danach begannen die jetzigen Beschwerden.

Die Befunderhebung nach Dorn ergibt eine Beinlängendifferenz von rechts zwei und links anderthalb Zentimetern, eine hartnäckige Kreuzbein-Subluxation rechts, Rechtsskoliose der Brustwirbelsäule vom zweiten bis zum siebten Wirbel und eine Blockade des Atlas, des ersten Halswirbels, links.

Der Ausgleich der Beinlängendifferenz macht keine Schwierigkeiten, auf die Manipulation am Kreuzbein „meldet" die Patientin „Augenzucken" und „Zahnschmerzen" an der Narbe des gezogenen Weisheitszahnes. Beides dauert aber nur wenige Augenblicke. Nach der Behandlung fühlt sie sich „deutlich besser und wieder voller Hoffnung". Fünf Tage später ruft die Patientin an und berichtet, sie habe das Gefühl, nach einer ungeschickten Bewegung ihr Kreuzbein wieder „verbogen" zu haben. Sie habe wieder Augenzucken und Zahnschmerzen. Sie bekommt einen Termin und erzählt, sie habe sich nach der letzten Behandlung sehr wohl gefühlt: „Ich konnte alles bewegen und mein Körper gehörte endlich wieder mir."

Die erneute Untersuchung ergibt wieder eine starke Blockade im Kreuzbeinbereich, die schon diagnostizierte Skoliose und den nicht mehr ganz so massiv blockierten „Atlas“. Die Patientin fühlt sich nach der Behandlung sofort besser und das Augenzucken ist weg. Mittlerweile habe ich sie dreimal behandelt. Sie fühlt sich sehr viel wohler und schmerzfreier, ist voller Hoffnung und neuem Lebensmut und fest entschlossen, die Behandlung nach Dorn bis zur völligen Wiederherstellung fortzusetzen.

Fibromyalgie? Oder doch nicht? Ich glaube, es ist wenig hilfreich, einem unbekannten Leiden einen Namen zu geben, bevor man sich den Patienten und seine Entwicklungsgeschichte genau angeschaut hat. Keiner ihrer vielen, vielen Behandler hatte unsere Patientin nach Kindheitsverletzungen oder gezogenen Zähnen gefragt – und dabei lagen beide im Kopfbereich: der Ball, der ihr Kinn traf, und der eiternde Weisheitszahn, der gezogen werden musste. Ich glaube, dass bereits die erste Verletzung zu einer Fehlstellung der Halswirbelsäule führte, worauf ja auch der noch immer blockierte erste Halswirbel hinweist. Wie Sie später noch genauer erfahren werden, hat das Auswirkungen auf den gesamten Organismus, vor allem auf das Immun- und Hormonsystem.

Der eiternde Weisheitszahn war eigentlich eine Warnung des Körpers, ein Hinweis darauf, dass etwas nicht „im Lot“ war. Ihn zu entfernen war nicht die Lösung, im Gegenteil, es führte dazu, dass der Körper die bereits erlittene Verletzung nicht mehr kompensieren konnte und sich schlimmere Beschwerden einstellten. Diese wurden leider nicht in ihrem Zusammenhang erkannt und daher auch nicht behandelt, geschweige denn geheilt. Bei dieser Patientin war mittlerweile die gesamte Statik verschoben und wenn das nicht ausgeglichen wird, kann sie nicht gesund werden. Zum Glück ist sie noch jung und fest entschlossen, aktiv an ihrer Heilung mitzuarbeiten. Ich bin sicher, dass mit konsequenter Behandlung nach Dorn alle Probleme allmählich verschwinden.

An dieser Stelle möchte ich jedoch noch einmal betonen: Wo bereits der Endzustand der Zerstörung erreicht ist, wird auch der beste Dorn-Therapeut nicht mehr helfen können. Daher sollten Sie so früh wie möglich prüfen lassen, ob nicht vielleicht ein blockiertes Gelenk der Grund für all Ihre Schmerzen ist – unabhängig davon, welche Diagnose Sie vielleicht schon erhalten haben.

Was hat der Ötzi mit mir zu tun?

Mehr, als Sie im Augenblick vielleicht glauben. Darum möchte ich Ihr Augenmerk auf etwas ganz Bestimmtes lenken. Es reichte ja nicht aus, dass unser Ur-Urahn beschloss, von den Bäumen herunterzusteigen und sich fortan aufrecht am Boden fortzubewegen. Um sich weiterentwickeln und eine Zivilisation aufbauen zu können, brauchte er nicht nur eine bewegliche, stabile Wirbelsäule sondern vor allen Dingen Gelenke. Stellen Sie sich unseren ganz frühen Vorfahren doch einmal vor: Er hat gerade gelernt, halbwegs aufrecht zu gehen und sich mehr oder weniger schnell auf dem Boden vorwärts zu bewegen. Die meisten Tiere sind ihm an Geschwindigkeit weit überlegen, aber er kann mit seinen Händen Fallen graben und die Tiere, die er darin gefangenen hat, mit Steinen totwerfen. Er kann sich aber auch von Wurzeln oder Beeren ernähren, weil seine Finger geschickt genug sind, um die Wurzeln auszugraben oder die Beeren abzupflücken. Er kann seine Arme beugen, um seinen Nachwuchs zu tragen und zu schützen, aber auch um angreifende Feinde mit der Keule in der Hand zu vertreiben. Um nicht frieren zu müssen, bearbeitet er die Felle erlegter Tiere mit scharfen Steinen und schlägt aus Steinen Feuer. Aufgrund der Geschicklichkeit seiner Hände ist er in der Lage, Werkzeuge zu schnitzen und Haushaltsgeräte aus Holz oder Ton herzustellen.

Bitte legen Sie mich jetzt nicht auf prähistorische Details fest. Es geht mir nicht darum, welcher Homo sapiens was hergestellt hat oder welcher älter ist, ich möchte Ihnen nur verdeutlichen, dass wir biologisch noch immer ähnlich funktionieren wie in grauer Vorzeit.

Fest steht auf jeden Fall: Keine der oben genannten Tätigkeiten ist ohne Gelenke möglich.

Die Gelenke des frühen Menschen mussten reibungslos funktionieren und durften möglichst nicht schmerzen. Diese minimale Anforderung erfüllten sie aber offenbar schon recht früh keineswegs immer, denn wie Forscher kürzlich herausgefunden haben, weisen die seltsamen Tätowierungen, die man in den Kniekehlen des Ötzi gefunden hat, darauf hin, dass er Arthrose hatte und dass eine „prähistorische Akupunkturbehandlung" seine sicherlich vorhandenen Schmerzen lindern und die Bewegungseinschränkung, die in den Bergen besonders hinderlich war, aufheben sollte.

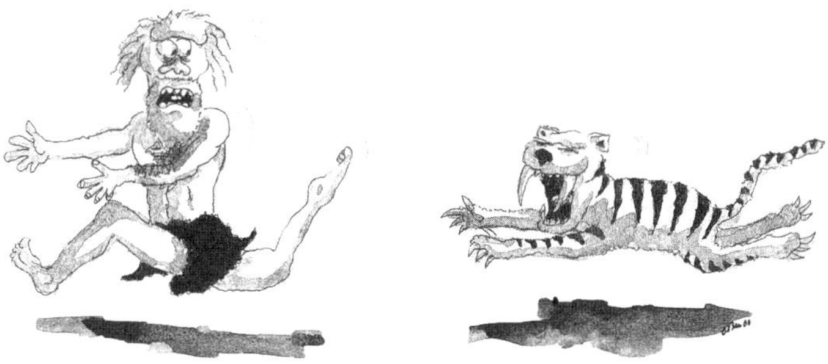

Ich möchte Ihre Fantasie ein wenig strapazieren und Sie bitten, sich das Leben unseres Urahnen noch genauer vorzustellen. Wenn er von einem Ort zum anderen wollte, beispielsweise um zu jagen oder Beeren und Wurzeln zu sammeln, musste er seine Beine benutzen. Am Tag legte er unter Umständen viele Kilometer zurück, kletterte über Felsen und Geröll, durchquerte eiskalte Gebirgsbäche, war Wind und Wetter ziemlich schutzlos ausgeliefert und in der Nacht schlief er auf dem harten Boden. Auch seine Beute nahm selten Rücksicht auf seine Kondition. Sie lief ihm davon, wehrte sich nach Kräften oder „drehte den Spieß um" und machte den Jäger zum Gejagten. Unser Urahn musste sicherlich oft über die Grenzen seiner körperlichen Belastbarkeit gehen, wenn er nicht verhungern wollte. Dennoch war seine Ernährung längst nicht immer ausreichend und schon gar nicht ausgewogen.

Wenn seine Jagd endlich erfolgreich gewesen war, blieb ihm nichts anderes übrig, als seine Beute auf dem Rücken oder in einer Schleife den ganzen Weg zurück in sein Dorf zu schaffen. Auf Schmerzen oder Verletzungen konnte er dabei nur selten Rücksicht nehmen. Er musste hart arbeiten, denn die Winter waren lang und im Sommer musste er Vorräte sammeln, wenn er in der kalten Jahreszeit nicht noch ärgeren Hunger leiden wollte als ohnehin schon.

Auch die prähistorischen Wohnstätten waren nicht sehr komfortabel. Das Feuer in der Mitte war die einzige Möglichkeit, sich zu wärmen, ein Fell oder Zweige auf dem harten Boden waren jahrtausendelang die Schlafstätten. Ist es da ein Wunder, dass die durchschnittliche Lebenserwartung dieses Menschen bei dreißig Jahren lag? Dass seine Knochen in einem für uns doch noch sehr jugendlichen Alter kaputt waren und sein Körper am Ende?

Nun fragen Sie sich vermutlich, was das mit uns modernen Menschen zu tun hat? Wir müssen doch keiner

Beute hinterherjagen. Wir schlafen nicht auf dem Boden und unsere Häuser sind in der Regel angenehm temperiert. Wir können alles kaufen, was wir brauchen. Uns stehen Vitamine, Mineralstoffe, Eiweiße und Kohlehydrate in ausreichender Menge zur Verfügung und wenn wir hungern, tun wir es freiwillig, weil uns der Überfluss allzu sehr auf den Hüften lastet. Außerdem hat die fortschreitende Technisierung in den letzten fünfzig Jahren dazu geführt, dass sich nur noch eine kleine Minderheit ihr tägliches Brot mit schwerer körperlicher Arbeit verdienen muss. Das gilt auf jeden Fall für alle Industriestaaten.

Der ganz normale Wahnsinn

Aber nutzen wir die Vorteile unserer „perfekten Welt" wirklich? Um das beantworten zu können, müssen wir einen gewaltigen Sprung in den Alltag von „Ötzi heute" machen. Ist er gut ausgeruht, wenn morgens sein Wecker klingelt? Springt er mit Elan und voller Lebenslust aus dem Bett? Vielleicht, wenn er oder sie frisch verliebt und unter dreißig ist. Danach sieht es in der Regel völlig anders aus. Viele quälen sich mühsam in die Höhe und brauchen eine ganze Weile, bis sie sich „eingelaufen" haben. Muskeln und Gelenke funktionieren nur langsam wieder einigermaßen. Zu viele Zigaretten, zu spätes und zu fettes Essen, zu viel Alkohol, falsche Matratzen, zu dicke Kopfkissen und geschlossene Fenster im Schlafzimmer, was den Sauerstoffgehalt der Luft über Nacht auf unter zwanzig Prozent schrumpfen lässt. All das bleibt auf die Dauer nicht ohne Folgen – auch auf den Bewegungsapparat, wie Sie noch sehen werden.

Was dann folgt, ist in der Regel auch nicht besser: eine Tasse Kaffee im Stehen, ein Hörnchen, ein Müsliriegel, irgendwas – Hauptsache, es geht schnell, ab ins Auto, zum Bus oder zur Straßenbahn. Zu Fuß zurückgelegte Strecke unter dreihundert Meter. Der Arbeitsplatz ist ein Computer, ein Fließband, ein Lenkrad oder ein Schreibtisch. Spezialisiertes und damit einseitiges Arbeiten ist an der Tagesordnung. Das führt zu verspannter Muskulatur und einseitig belasteten Gelenken. Das Mittagessen wird in der Kantine eingenommen oder bei einer der beliebten Fast-Food-Ketten: Nährwert gleich Null, dafür Fett, leere Kohlehydrate und Zucker. Keine lebensnotwendigen Nährstoffe für unsere Knochen, Knorpel und die Muskulatur.

Nach Feierabend gibt es dann zwei Varianten, die nur auf den ersten Blick vollkommen unterschiedlich sind: Sport bis zum Umfallen oder Fernsehsessel bis zum Einschlafen. Stundenlanges Sitzen auf ergonomisch nicht eben vorteilhaften Sofas und Sesseln zwingen die Wirbelsäule, und zwar vor allem die Halswirbelsäule, in eine verkrampfte und unnatürliche Haltung. Kopf- und Rückenschmerzen sind häufig die Folge. Es fehlt an Bewegung, die Muskulatur verkümmert, der Körper leidet unter Sauerstoffmangel und damit unter Lustlosigkeit, Antriebslosigkeit und Anfälligkeit für Infekte. Wirbel- und Gelenkprobleme sind die Folge. Bereits jedes fünfte Kind unter zehn Jahren ist wegen Schmerzen oder Haltungsschäden in orthopädischer Behandlung und wird vermutlich auch im erwachsenen Leben unter erheblichen Problemen zu leiden haben. Von der finanziellen Belastung für unser Gesundheitssystem gar nicht zu reden. Wenn Sie selbst Kinder haben, wissen Sie ja, wie der Alltag unser Sprösslinge in der Regel aussieht: Sitzen in der Schule, Sitzen vor dem Computer, Sitzen vor dem Fernseher... Bewegungsspiele im Freien sind für sehr viele Kids einfach „out“.

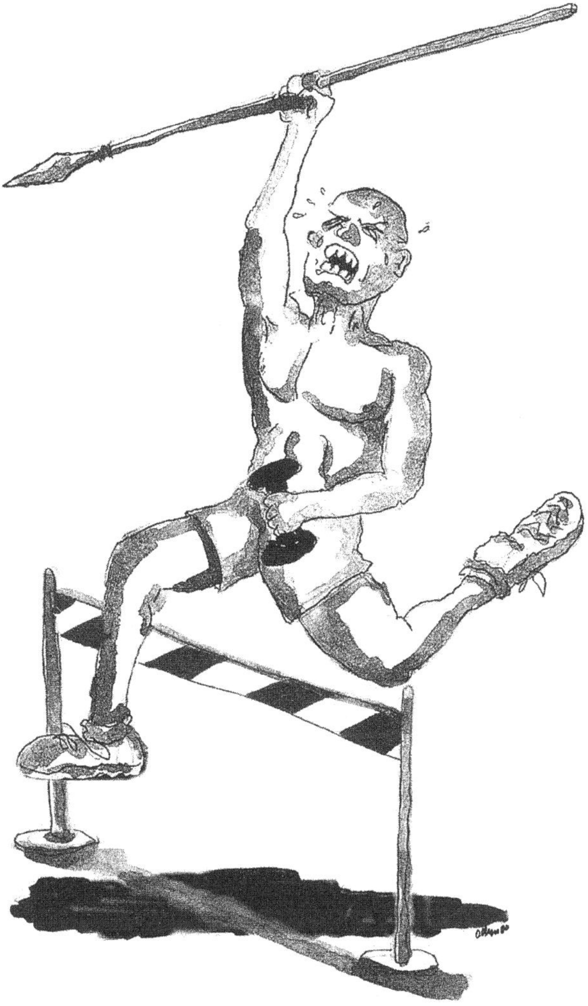

Ist Sport Mord?

Die Variante der Sportbegeisterten schindet sich im Fitness-Studio, ruiniert sich mit Aerobic die Gelenke oder quält sich kilometerweit über hartes Pflaster und atmet die Autoabgase ein. Auf die verzweifelten Versuche des Körpers gegen diese Art von Misshandlung zu protestieren wird dabei selten Rücksicht genommen. Egal, ob die Lungen pfeifen oder die Gelenke schmerzen, es geschieht ja im Namen der Gesundheit.

Wer mithalten will, muss jung, dynamisch und sportlich sein. Vor ein paar Jahren spielte „man" im Sommer Tennis, machte Dauerlauf und vergnügte sich im Winter mit Skifahren oder Eislaufen. Heute geht „man" Golfen, betreibt „Ski alpin" joggt und skatet, besteigt Felsen im „Free-Climbing-Stil" oder stürzt sich „paraglidend" von solchen ins Tal. Von Extremsportarten wie Bungeejumping & Co. will ich gar nicht erst reden.

Es geht schon lange nicht mehr darum, etwas für sich und seinen Körper zu tun, etwas, das Freude macht und gut tut. Hochleistung ist angesagt. Olympia für jedermann. Immer mehr Menschen kommen dadurch ums Leben, werden Opfer eines extremen Freizeitwahns. Sie sterben auf der Suche nach der ultimativen Abfahrt in Lawinen, kentern und ertrinken beim Rafting in Schluchten mit tosenden Wasserfällen – immer auf der Suche nach dem „glückverheißenden Kick".

Parallel dazu nehmen Rücken- und Gelenkprobleme immer mehr zu und die Patienten werden immer jünger. Bereits jede fünfte Rente wird heute wegen verminderter Erwerbsfähigkeit gezahlt, davon 26 Prozent wegen einer Erkrankung des Skeletts, der Muskeln oder des Bindegewebes. Unter Ischias, früher als typisches Altersleiden ebenso belächelt wie gefürchtet, leiden mittlerweile alle

Generationen. Hat Winston Churchills Satz „Sport ist Mord“ also doch seine Berechtigung?

Ich glaube eigentlich nicht. Es ist sicher übertrieben, Sport als solches zu verdammen, aber es kann doch auch nicht angehen, dass Sport zu einer absoluten Fehl- und Überbelastung des menschlichen Körpers führt. Vielleicht erbringen Sie ja auch rekordverdächtige Leistungen in einer der genannten Sportarten oder haben das zumindest getan, bevor die Schmerzen, unter denen Sie jetzt leiden, es Ihnen unmöglich gemacht haben. Vielleicht joggen Sie auch nur, gehören aber zu denjenigen, die glauben, am Wochenende alles nachholen zu müssen, was sie während der Woche nicht geschafft haben. Dann ist fast schon vorprogrammiert, dass aus Ihrem Gesundheitsprogramm eine Krankheit wird. Aber selbst wenn Sie sehr viel Zeit haben und jeden Tag brav Ihre Runden drehen, ist der beliebte Dauerlauf nicht immer gesundheitsfördernd. Schlechtes Schuhwerk, asphaltierte Strassen, falsches Atmen und Autoabgase machen aus der gesunden Bewegung bald eine Qual für den Körper und sorgen für blockierte Gelenke und verkrampfte Muskeln.

Genauso ergeht es dem „Sportoholic“, der nach der Arbeit gar nicht erst nach Hause, sondern gleich in sein Fitness-Studio fährt, um sich stundenlang an unterschiedlichen Geräten auf Höchstleistung zu trimmen. Verzeihen Sie. Ich weiß natürlich, dass ich ein bisschen übertreibe, aber ich möchte Ihnen einfach verdeutlichen, dass Probleme mit der Wirbelsäule und/oder den Gelenken kein Zufall sind und damit auch kein unabänderliches Schicksal – zumindest in 95 Prozent aller Fälle nicht. Wenn dem aber so ist, können wir auch sehr viel beitragen, um dieses selbstverursachte Leid zu lindern.

Ich möchte Ihnen zeigen, dass die Wirbelsäule mehr ist als „ein Haufen übereinander geschichteter Knochen“. Sie ist ein höchst kompliziertes Wunderwerk, in dem alles präzise aufeinander abgestimmt und voneinander abhängig ist. Das gilt übrigens für alles in unserem Körper. Nichts kann isoliert betrachtet und behandelt werden. Jedes Zuviel oder Zuwenig hat Folgen für das Ganze.

Wenn Sie sich gerade weder in der einen noch in der anderen Beschreibung wiedererkannt haben, umso besser. Dann sind Sie bereits auf dem richtigen Weg und Ihre Aussichten, beweglicher und schmerzfreier zu werden, sind sehr gut. Wenn Sie allerdings ein Aha-Erlebnis hatten, ändern Sie vielleicht die eine oder andere Verhaltensweise, sobald Sie genau verstanden haben, warum das für Sie wichtig wäre.

Was nicht unmittelbar zum Tode führt...

Wenn ich Sie nun noch einmal fragen würde, was wir mit dem Ötzi (der bereits unter Arthrose gelitten hat) gemeinsam haben, wäre die Antwort sicher nicht mehr schwer:

Wir tun uns all die Dinge, die unsere Vorfahren tun mussten, um in einer unwirtlichen Umgebung überleben zu können, freiwillig und ohne die geringste Not an. Oder glauben Sie etwa, dass unser Organismus unterscheiden kann, ob wir uns einen Berghang hinaufquälen, weil es uns Spaß macht oder weil uns jemand, in dessen „Beutemuster“ wir passen, auf den Fersen ist? Glauben Sie, Ihr Körper kann wissen, ob „da draußen“ eine Hungersnot herrscht oder ob Sie gerade mal wieder auf Diät sind? Zu wenig Nahrung ist zu wenig Nahrung. Er kann auch nicht unterscheiden, ob Ihre Erschöpfung von schwerer, körperlicher Arbeit oder vom Hantelstemmen kommt. Er muss nur mit den Folgen fertig werden.

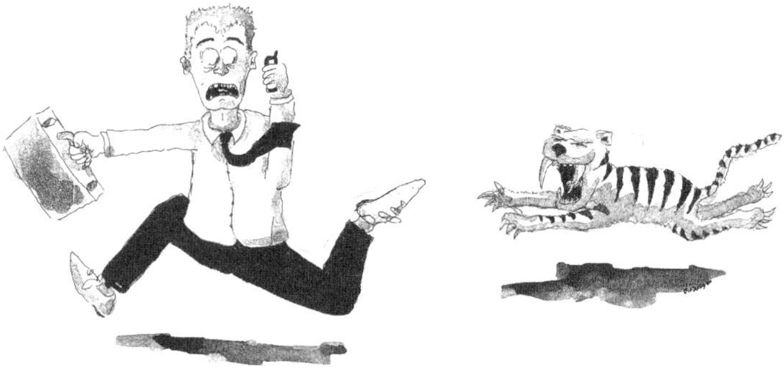

Das würde er vielleicht sogar schaffen, wenn sonst alles in Ordnung wäre: Ruhephasen, vernünftige, ausgewogene Ernährung, ergonomischer Arbeitsplatz, kein krankmachender Stress, psychisches Gleichgewicht. Aber das ist eine Utopie. Wir behandeln unseren Körper nach dem Motto: Was nicht unmittelbar zum Tode führt, härtet ab.

Schauen Sie nur sich selbst an. Sie haben eine Erkältung? Also legen Sie sich ein paar Tage ins Bett und gönnen sich ein wenig Ruhe. Sie trinken viel, essen Obst und halten allen Stress von sich fern? Von wegen! Da ist schließlich der Job, der Haushalt, die Kinder... Also schlucken Sie ein paar Tabletten und kämpfen sich durch. Schlapp machen gilt nicht!

Sie haben Schmerzen irgendwo im Körper? Sie setzen sich hin und überlegen in aller Ruhe, was die Ursache dafür sein könnte und unternehmen dann etwas, das zu Ihrer Heilung beiträgt? Wohl kaum! Wahrscheinlich greifen Sie nach einem Schmerzmittel und machen weiter wie bisher. Das klappt in der Regel so lange, bis der Körper lauter schreit und die Tabletten nicht mehr helfen. Dann muss die Dosis erhöht oder ein stärkeres Präparat eingesetzt werden.

Wenn Sie sich so verhalten, tun Sie eigentlich nur genau das, was Ihnen tagtäglich vorgemacht wird. Schalten Sie nur mal den Fernseher ein: Der Vater wacht auf. Er hat Husten, Schnupfen und alle Glieder tun ihm weh. Mutter lächelt milde, denn sie hat schließlich XY im Haus. Davon gibt sie ihm einen Löffel und schon springt er aus dem Bett. Nicht etwa, weil er ein Wunderheilmittel verabreicht bekommen hätte, nein, weil XY die Symptome seiner Erkrankung abgestellt hat.

Mutter hat sich den Magen verdorben? Der Körper versucht das Gift durch eine schnellere Magen-Darm-Passage wieder loszuwerden und Mutter bekommt Durchfall. Leider hat sie aber gerade jetzt einen Friseurtermin. Kein Problem, denn die Freundin hat XY in der Handtasche. Hat ihr damals auch geholfen...

Ich könnte noch viele solcher Beispiele anführen, aber Sie wissen sicherlich längst, was ich meine. Vielleicht sind Sie ja auch vernünftig, verzichten auf solche Selbstbehandlungen und gehen zum Arzt. Und dann? Versucht der gemeinsam mit Ihnen herauszufinden, was im Gesamtsystem „Mensch" gestört ist und welche Hinweise der Körper Ihnen mit seinen Symptomen geben will? Was ich in meiner Praxis über Arztbesuche zu hören bekomme, klingt leider überhaupt nicht danach.

Bitte verstehen Sie mich nicht falsch, ich will hier nicht gegen Ärzte im Allgemeinen zu Felde ziehen, aber sie sind in der Regel völlig überfordert, einseitig ausgebildet und nicht in der Lage, in ganzheitlichen Zusammenhängen zu denken. Sehr oft sind sie fast ausschließlich auf Symptome fixiert und setzen ihr ganzes Können ein, um diese zum Verschwinden zu bringen.

Das geschieht schnell und einfach mit einem Griff in die Arzneimittelkiste: Sie haben Schmerzen? Analgetika! Depressionen? Psychopharmaka! Allergien? Antihistamin! Eine Entzündung? Cortison! Das ist ungefähr so sinnvoll, wie wenn die Feuerwehr bei Alarm einfach nur die Sirene abstellt. Mehr leistet die rein symptomatische „Therapie“ leider auch nicht. Sie sorgt zwar einen Moment lang für Ruhe, aber das Feuer brennt unbeeindruckt weiter.

Natürlich weiß ich, dass wir in unseren naturheilkundlich orientierten Praxen fast ausschließlich die „austherapierten Fälle“ zu sehen bekommen, diejenigen, an denen bereits die gesamte Palette des schulmedizinischen Könnens ausprobiert wurde. Ohne Erfolg. Denn die, denen damit geholfen werden konnte und die zufrieden und erst mal wieder gesund sind (vielleicht auch nur symptomfrei), sehen wir nur, wenn sie sehr bewusst leben und lieber gleich den „sanften Weg“ wählen, auch wenn er mit Kosten verbunden ist.

Womit wir schon beim nächsten Punkt wären: Wir geben so viel Geld aus, für Sport, Urlaub, Freizeit und was nicht alles, aber für unsere Gesundheit ist uns jede Mark zu viel. Das ist verständlich, denn die meisten von uns zahlen ohnehin jeden Monat eine Menge an die Krankenkasse und bekommen dafür immer weniger Leistung. Ich möchte mich nicht auch in die Gesundheitsdebatte einmischen, obwohl dazu eine Menge zu sagen wäre, wohl aber möchte ich aufzeigen, wie kurzsichtig unser System ist.

Bei riesigen Nebenwirkungen nehmen Sie die Packungsbeilage...

... und erschlagen damit Ihren Arzt oder Apotheker oder diejenigen, die für diese unseligen Zustände verantwortlich sind.

Prophylaxe, also das, was man für sich tut, *bevor* man erkrankt, wird nicht bezahlt, sanfte und in der Regel sehr viel billigere Heilmethoden werden nicht bezahlt, nicht einmal, wenn der Patient beweisen kann, dass ihm die Therapie geholfen hat. Keine Chance! Krankenkassengesetze stehen dem entgegen. Sehr wohl bezahlt wird in der Regel alles, was teuer und leider oft auch völlig sinnlos ist.

Oder macht es Sinn, eine sterbende Patientin täglich zu röntgen, um den Stand des Wassers in ihren Lungen zu überprüfen? Macht es Sinn, bei einer Patientin, deren Organe fast alle verkrebst sind, drei Tage vor ihrem Tod einen Brusttumor zu entfernen? Macht es Sinn, Menschen um jeden Preis am Leben zu halten, auch wenn das nur unter massivem Einsatz von Chemie und Apparaturen möglich ist?

Bis dieses System verändert wird, muss noch einiges passieren, vor allem vonseiten der betroffenen Patienten, denn sie sind schließlich die Leidtragenden. Doch um etwas verändern zu können, muss man wissen, was überhaupt verkehrt ist. Man muss die Zusammenhänge verstehen, um sich wehren zu können. Man muss Mittel und Wege kennen, um sie einfordern zu können. Wer nicht über seine Krankheit und ihre Ursachen Bescheid weiß, kann nicht gesund werden.

Andererseits muss man, um ganzheitlich behandeln zu können, wissen, welche Teile zusammengehören oder voneinander abhängig sind, welche Symptome welche Ursache haben und wo alles seinen Ursprung hat. Nach meinem Verständnis beginnt jede Krankheit, an welchem Organ oder Teil des menschlichen Körpers sie sich auch äußern mag, mit einer Wirbelblockade. Das möchte ich Ihnen im nächsten Kapitel genauer erklären.

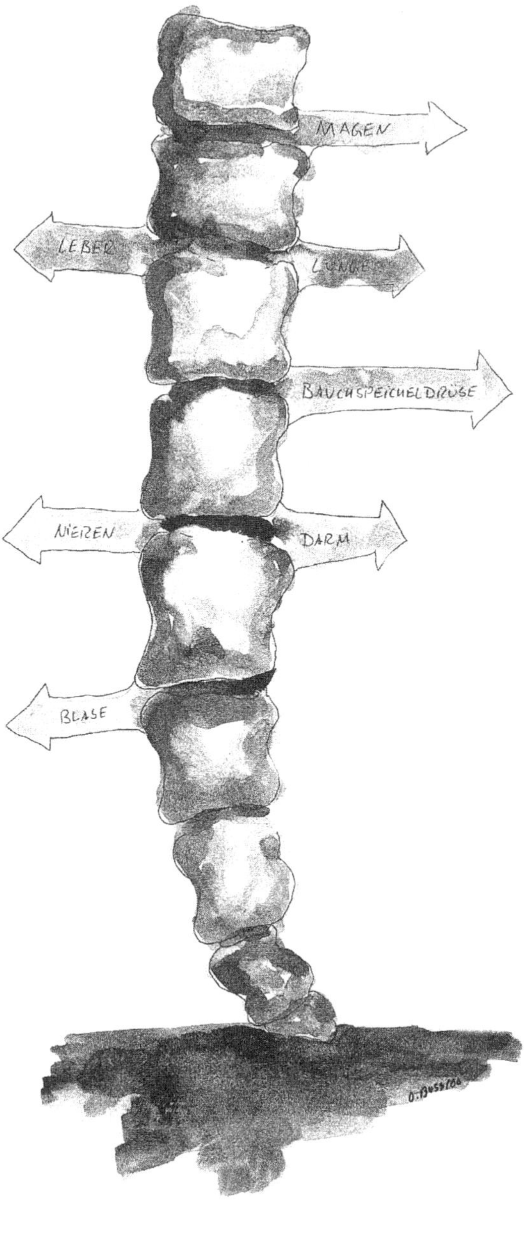
MAGEN
LEBER
LUNGE
BAUCHSPEICHELDRÜSE
NIEREN
DARM
BLASE

Kapitel 4
Die Spinalnerven und ihre Aufgaben

Wie schon erwähnt, ist die Wirbelsäule weit mehr als „ein Haufen übereinander geschichteter Knochen". Ohne sie wären wir einer Qualle nicht unähnlich und könnten weder aufrecht stehen noch gehen, wären zu keiner gezielten Bewegung und zu keiner sensiblen Empfindung fähig.

Natürlich besteht die Wirbelsäule äußerlich betrachtet in erster Linie aus Knochen, nämlich aus den Wirbelkörpern, die von oben nach unten immer größer und stabiler werden, um das Körpergewicht gut tragen und dem im Inneren liegenden Rückenmark einen soliden Schutz bieten zu können. Das Rückenmark besteht aus Nervenzellen und Nervenleitungsbahnen, die im ununterbrochenen Austausch mit dem Gehirn stehen. Jedes Geschehen im menschlichen Körper, jede noch so kleine Bewegung, jeder Gedanke und auch jede Empfindung setzt das hundertprozentige Funktionieren einzelner Zellen und ihre ungestörte Kommunikation voraus. Diesem komplexen Nervensystem entspringen die Spinalnerven und damit sind sie so etwas wie „die verlängerten Arme unseres Gehirns".

Die einzelnen Wirbel sind miteinander verbunden und haben an der oberen und unteren Seite rechts und links je eine kleine Öffnung, durch welche die Spinalnerven das Rückenmark verlassen, um ihrer jeweiligen Aufgabe nachzukommen. Einunddreißig Nervenpaare versorgen von hier aus alle Organe, die Haut, die Gelenke, die Schleimhäute und die Drüsen. (Nur Kopf und Hals haben unabhängige Hirnnerven.)

Die Versorgung über die Spinalnerven läuft natürlich nicht wahllos ab, sondern sehr genau und gezielt. Vielleicht haben Sie die Begriffe „Segment“ oder „Dermatom“ schon einmal gehört. Beide bezeichnen einen ganz bestimmten Bereich, entweder im Innern des Körpers, dann ist es ein Segment, oder außen auf der Haut, dann ist es ein Dermatom. Stellen Sie sich zum besseren Verständnis eine sehr schlanke Person vor, an deren Rücken Sie die einzelnen Wirbel gut erkennen können. Legen Sie, am 7. Halswirbel beginnend, einen Ring um diesen Menschen, der vorn in Höhe des Schlüsselbeins zusammenläuft. Machen Sie das mit jedem einzelnen Wirbel, bis Sie ganz unten am 5. Lendenwirbel angekommen sind. Jetzt haben Sie genau siebzehn Dermatome. Wäre der betreffende Mensch nun auch noch durchsichtig, dann könnten Sie ganz genau erkennen, aus welchem Wirbel welcher Spinalnerv austritt und welche Organe er zu versorgen hat.

Vielleicht fällt es Ihnen nach dieser Übung leichter zu erkennen, warum ein Wirbel Magenschmerzen verursachen kann oder ein anderer die Galle zum Überlaufen bringt.

Wie wichtig die Spinalnerven sind, zeigt sich auch daran, dass ihre Unterbrechung im schlimmsten Fall zu einer völligen Lähmung führt. Die Querschnittlähmung, die einen Menschen für immer an den Rollstuhl fesselt, ist die Folge einer Schädigung der Spinalnerven. Je weiter oben der Nerv geschädigt wird, desto vollständiger ist die Lähmung. Im schlimmsten Fall kann der Betroffene nur den Kopf selbständig und ohne fremde Hilfe bewegen.

Es muss nicht immer so dramatisch sein, aber dennoch: Bereits eine minimale Reizung der Nervenwurzel, also des Nerventeils, der noch innerhalb des schützenden Wirbels liegt, beispielsweise durch Reibung am Austrittsort verursacht, kann zu erheblichen Schmerzen und Bewegungseinschränkungen führen. So ist denn auch das „Wurzelreiz-Syndrom“ eine gängige Diagnose orthopädischer Untersuchungen. Aber das ist längst nicht alles, was ein gestörter Spinalnerv auslösen kann, vor allem muss er keineswegs immer Schmerzen verursachen. Lange Zeit kann die Behinderung völlig symptomlos verlaufen, zumindest im Rücken. Vielleicht haben Sie „nur“ häufig Herzrasen oder öfter mal eine Blaseninfektion.

Ist schon mal irgend jemand auf die Idee gekommen, „hinten nachzuschauen, wenn es Ihnen vorn weh tat"? Wahrscheinlich nicht und darum möchte ich an ein paar Beispielen verdeutlichen, wie notwendig das sein könnte.

Was hat meine Kinderlosigkeit mit meinem Rücken zu tun?

Vor etwa vier Jahren kam eine damals 35 Jahre alte Frau in meine Praxis. Sie hatte Rückenschmerzen, ohne jemals direkt einen „Hexenschuss“ gehabt zu haben. Es war mehr so ein dauerndes Ziehen, mal mehr, mal weniger störend. Die Patientin war relativ klein und hatte außerdem deutliches Übergewicht. Die Untersuchung ergab eine Beinlängendifferenz rechts, eine Kreuzbeinsubluxation beidseitig und eine auffallende Lendenlordose. Das heißt, die untere Wirbelsäule war stark nach vorn verbogen, was heute leider schon fast ein Schönheitsideal ist. Alle Models schieben ihren Unterkörper unnatürlich weit vor, je teurer, desto weiter. Vor zwanzig Jahre hätte man das noch für das gehalten, was es ist: ein Hohlkreuz und damit ein Wirbelsäulenschaden.

Meine Patientin war natürlich kein Model und ihre Lordose brachte ihr kein Geld ein. Im Gegenteil, sie gab viel

Geld aus, um ihre Beschwerden zu lindern. Leider war die Untersuchung, wie immer, wenn verschiedene Komponenten zusammenkommen (Übergewicht, Lordose, geringe Körpergröße) sehr schwierig und es war mir nicht möglich, eine hundertprozentige Diagnose zu stellen. Ich hoffte aber, der Patientin durch den Ausgleich der Beinlängendifferenz und die Befreiung des Kreuzbeines doch helfen zu können.

Eine Woche später kam sie zur Nachbehandlung und fühlte sich tatsächlich „irgendwie freier". Vielleicht hatte sie dadurch Vertrauen zu mir gefasst, denn sie erzählte nun, dass sie seit vielen Jahren „alles versuchte, um ein Kind zu bekommen, leider ohne Erfolg". Sie und ihr Mann hatten wirklich vieles auf sich genommen und kaum eine medizinische Möglichkeit ausgelassen, aber eine Schwangerschaft stellte sich nicht ein. Die Diagnose „völlige Undurchlässigkeit beider Eileiter" machte das nicht nur erklärbar, sondern erforderte obendrein eine Befruchtung außerhalb der Gebärmutter. Nach erfolgreicher Zellteilung wurden dann jeweils vier bis fünf Embryonen zurück in den Uterus platziert.

Von hier an gab es keinen medizinischen Grund mehr dafür, dass sich die Schwangerschaft nicht weiter entwickelte, was leider immer wieder passierte. Erst kurz vorher hatte ich von Dieter Dorn gehört, wie wichtig der dritte Lendenwirbel für schwangere Frauen sei, da dessen Spinalnerven unter anderem für die Durchblutung der Gebärmutter zuständig sind. Ich dachte mir, dass mangelnde Blutzirkulation vielleicht ein Grund dafür sein könnte, dass sich ein Embryo nicht entwickeln konnte. Obwohl das möglicherweise kein wissenschaftlich haltbarer Denkansatz ist, konzentrierte ich mich bei der Behandlung besonders auf diesen Wirbel, der aufgrund der schon erwähnten Lordose sehr versteckt und schwer zugänglich war. Bis zum Abschluss der Behandlung konnte ich nicht feststellen, auf welcher Seite eine eventuelle Blockade vorlag, also arbeitete ich sozusagen „auf Verdacht“ rechts und links.

Zwei Wochen später hatte die Patientin den nächsten Termin zum Einsetzen neuer Embryonen und diesmal war sie schwanger! Leider nur sechs Wochen lang, aber es blieb immerhin ein Hoffnungsschimmer und sie wollte es unbedingt erneut versuchen. Noch zwei weitere Male entwickelte sich die Frucht, einmal sogar bis zum Ende des dritten Monats, aber dann stieß der Körper sie wieder ab.

Ich möchte hier nicht das Für und Wider derart extremer Bemühungen diskutieren und auch nicht über mögliche psychische Gründe sprechen, die letztendlich trotz aller ärztlichen Bemühungen nicht zu dem ersehnten Baby führen. Es geht mir nur darum aufzuzeigen, dass auch dieses Problem seinen Ursprung an der Wirbelsäule haben könnte.

Ein Urlaub mit Folgen

Im selben Jahr flog ich nach Kanada in Urlaub und lernte dort ein junges Ehepaar kennen. Es dauerte nicht lange, bis der Mann mir von seinen Rückenproblemen erzählte, die sich verstärkt hatten, seit er ein Speedboat besaß. Wenn Sie jemals gesehen haben, mit welcher Wucht so ein Geschoss auf die unruhige See aufschlägt, wundern Sie sich darüber bestimmt nicht. Der Ehemann war denn auch gar nicht so wichtig, aber seine Frau lauschte gebannt meinen Ausführungen über die Wirbelsäule und die Spinalnerven und erzählte plötzlich, wie sehr sie sich doch ein Kind wünschten. Um es kurz zu machen, bei beiden lagen keine medizinischen Gründe für die Unfruchtbarkeit vor. Es „klappte einfach nicht“, obwohl sie sich redlich Mühe gaben, wie beide lachend versicherten.

Ich weiß nicht, ob ich gegen kanadisches oder deutsches Recht verstoßen habe, möglich wäre beides, denn ich korrigierte die massive Blockade am dritten Lendenwirbel der Frau. Genau acht Monate später riefen Freunde von mir an und erwähnten in einem Nebensatz, dass eben diese Dame im fünften Monat schwanger sei. Sie hat schließlich ein gesundes Baby bekommen und ich habe mich darüber sehr gefreut. Irgendwie war es ja auch „mein Baby“.

Auch der nächste Fall kommt aus Kanada. Diesmal handelte es sich um eine Deutsche, die nach Vancouver ausgewandert ist. Ihre Eltern wohnen in meiner Nähe und sind Patienten von mir. Von ihnen erfuhr ich, dass der Wunsch ihrer Tochter nach einem Kind bisher unerfüllt geblieben war. Ich erzählte ihnen von meinem letzten Erfolg. Während ihres nächsten Deutschlandbesuchs kam die Tochter zur Untersuchung und Behandlung und auch hier das gleiche Ergebnis: Blockade des dritten Lendenwirbels. Mittlerweile ist der ebenfalls nach nur einer (!) Behandlung geborene Sohn anderthalb Jahre alt und quietschvergnügt. Vor etwa drei Monaten kam er mit seiner Mama vorbei, die gern ein zweites Kind hätte und daher noch einmal ihren „Lendenwirbel geschoben“ haben wollte.

Eine Blockade dieses Wirbels kann aber nicht nur die Ursache für einen unerfüllten Kinderwunsch sein. Auch bei immer wiederkehrenden Blasenentzündungen, bei Inkontinenz, also bei unwillkürlichem Harnabgang beispielsweise beim Lachen, Husten oder Niesen, ja sogar bei kindlichem Bettnässen ist eine Behandlung dieses Wirbels sinnvoll. Natürlich darf man bei keiner Erkrankung eine gründliche Anamnese und gegebenenfalls (wenn die Methode Dorn nicht helfen sollte) eine weitergehende Abklärung vergessen. Einen Versuch ist die Dorn-Therapie in allen Fällen wert.

Vergessen Sie aber bitte weder als Behandler noch als Betroffener: *Was nicht von heute auf morgen gekommen ist, kann auch nur in Ausnahmefällen von heute auf morgen wieder verschwinden.* Haben Sie also ein wenig Geduld mit sich, mit Ihrem Körper und auch mit Ihrem Therapeuten.

Viele Wirbel, viele Möglichkeiten

Nun gibt es ja nicht nur den dritten Lendenwirbel, sondern noch 23 weitere, nicht weniger wichtige Wirbel. Jeder von ihnen kann ganz eigene Symptome und Beschwerden auslösen. Damit Sie beurteilen können, ob irgendetwas von dem, woran Sie leiden, was Ihnen Schmerzen verursacht oder Sie müde und deprimiert macht, von Ihrer Wirbelsäule ausgehen könnte, möchte ich Sie nun ein wenig genauer mit den Zusammenhängen zwischen Spinalnerven und Organen vertraut machen. Es ist jedoch keinesfalls so, dass man nur eine (Wirbel) Schublade aufziehen müsste, um zu erfahren, welche Beschwerden der betreffende Mensch hat. Etwas komplizierter ist es schon.

Wer sich ein wenig mit Akupunktur und Traditioneller Chinesischer Medizin auskennt, weiß sicherlich, dass überall in unserem Körper so genannte Energiebahnen verlaufen – die Chinesen nennen sie Meridiane. Diese Meridiane müssen in die Überlegungen mit einbezogen werden. Eine detaillierte Einführung in die chinesische Lehre von den Meridianen würde den Rahmen dieses Buches sprengen. Dennoch möchte ich um des besseren Verständnisses willen ein paar Dinge erklären. In der Traditionellen Chinesischen Medizin unterscheidet man zwölf Hauptmeridiane:

1. Magenmeridian
2. Milz/Pankreas-Meridian
3. Dickdarmmeridian
4. Lungenmeridian
5. Blasenmeridian
6. Nierenmeridian
7. Gallenblasenmeridian
8. Lebermeridian
9. Dünndarmmeridian
10. Herzmeridian
11. Dreifacher Erwärmer
12. Perikard-Meridian

Außer diesen zwölf Hauptmeridianen, von denen jeweils zwei einem Element zugeordnet sind, gibt es noch zwei Meridiane, die in der Mitte des Körpers verlaufen und einen eigenen Energiekreislauf bilden: das Zentralgefäß auf der Vorderseite und das Lenkergefäß auf der Rückseite des Körpers. Den genauen Verlauf dieser Meridiane kann man in jedem Akupunkturatlas nachschlagen. Es gibt aber auch viele andere Bücher, in denen die Meridiane beschrieben und abgebildet sind (einige davon werden im Literaturverzeichnis genannt).

Ganz wichtig für die Dorn-Methode ist die Tatsache, dass alle genannten Meridiane auch über Gelenke verlaufen. So beginnt – um nur ein Beispiel zu nennen – der Dickdarmmeridian am Nagelfalzwinkel des Zeigefingers, läuft über alle Gelenke dieses Fingers, über das Handgelenk, das Ellbogengelenk und das Schultergelenk bis zum Nasenflügel. Der Blasenmeridian führt vom inneren Augenwinkel über den Kopf, den ganzen Rücken hinunter (im Abstand von etwa 1,5 Zentimeter rechts und links der Wirbelsäule), über die Rückseiten der Beine bis zum äußeren Nagelfalzwinkel der kleinen Zehen. Ist nun auch nur ein Wirbel subluxiert, so hat das Auswirkungen auf den freien Fluss der Energie in diesem Meridian und als Folge davon können mannigfache Störungen auftreten.

Es mag genügen, darauf zu verweisen. Ich persönlich halte es so: Wenn die Beschwerden (nicht die Symptome) nach der „normalen“ Dorn-Behandlung besser geworden oder ganz verschwunden sind, ist es gut. Wenn nicht, schaue ich im Akupunkturatlas nach, welche Wirbel oder Gelenke im Meridianverlauf liegen und behandele diese das nächste Mal mit.

Und ähnlich wie Wirbel und Meridiane manchmal zusammen behandelt werden wollen, gibt es viele Zusammenhänge, die noch nicht bis ins letzte Detail erforscht sind. Ob Sie der Chakrenlehre anhängen oder Homöopathie für die beste aller Therapien halten, nichts spricht dagegen, es dennoch oder zusätzlich mit einer Behandlung Ihrer Wirbelsäule zu versuchen. Vielleicht haben Sie Glück und „Ihr“ Dorn-Therapeut kombiniert genau die Methoden, denen Sie vertrauen. Aber selbst wenn er oder sie nichts anderes tut, als die Dorn-Therapie richtig anzuwenden, werden Sie von der Behandlung profitieren.

Auch in der westlichen Schulmedizin ist durchaus bekannt, dass die verschiedenen Äste eines jeden Spinalnervs die Rückenmuskulatur, die Haut, die Sehnen und die Knochen mit Nervenimpulsen versorgen und dass sie daher auch für Schmerzen und Beschwerden in dem jeweiligen Segment verantwortlich sind. Doch leider nimmt man die Tatsache nicht ernst genug, dass zwischen den einzelnen Wirbeln eine ganz entscheidende „Schaltstelle“ – das Ganglion - für den reibungslosen Austausch von Informationen zwischen Gehirn, Rückenmark und Organen sorgt. Schon die kleinste Irritation in diesem Bereich, wie beispielsweise die Blockade eines Wirbels, kann daher massive Auswirkungen auf unser körperliches und seelisches Wohlbefinden haben. Nur eine Wirbelsäule, bei der alle Wirbel im Lot sind, ist funktionsfähig.

Die Halswirbelsäule

Mindestens jeder zweite Patient, der in meine Praxis kommt, hat Probleme mit oder Schmerzen an der Halswirbelsäule. Das ist nicht weiter verwunderlich, denn die Halswirbelsäule ist das schwächste Glied in der Kette. Ihre Wirbel sind zart und klein, denn schließlich müssen sie nicht, wie etwa die Lendenwirbel, das gesamte Körpergewicht, sondern lediglich unseren Kopf tragen. Evolutionsgeschichtlich hat die Halswirbelsäule nur wenige Funktionen. Um den Ast über und den Boden unter sich sehen zu können, musste unser Urahn den Kopf nach hinten und nach vorn beugen können, bei der Nahrungssuche dann noch ein bisschen nach rechts und links – fertig! So war es etliche Jahrtausende lang. Erst in unserer Zeit verlangt man der Halswirbelsäule einiges mehr ab, und dazu kommt, dass sich der Hals im Laufe der Zeit stark verändert hat. Während er bei unseren frühen Vorfahren noch fast auf den Schultern saß, gilt heute der „Schwanenhals" als besonders ästhetisch. Besonders bei Frauen ist der lange, schmale Hals ein Schönheitssymbol – leider eines, das besonders empfindlich ist.

Aber auch die „normale" Halswirbelsäule ist weder auf einen Looping mit der Achterbahn eingerichtet noch darauf, mit 160 Stundenkilometer nach vorn geschleudert zu werden, weil die Verkehrssituation auf der Autobahn eine Vollbremsung notwendig macht. Auch der heute übliche Berufsalltag setzt ihr beträchtlich zu und unser Freizeitverhalten tut ein Übriges. Computer und Fernseher zwingen sie in eine einseitig starre Haltung, die allein schon zu Muskelverspannung führen würde. Wenn der Monitor Ihres PC nun auch noch ein bisschen nach rechts versetzt steht, dann führt das im Laufe von Monaten dazu, dass sich der Muskel des „großen Kopfwenders“ nicht nur verspannt, sondern langsam aber sicher völlig verkrampft. Früher oder später wird er also anfangen zu protestieren: Sie müssen immer öfter eine Pause einlegen, weil Ihnen alles weh tut, weil die Schultern steinhart sind und der Kopf dröhnt. Sie können sich kaum noch konzentrieren und vielleicht brennen oder tränen Ihre Augen. Wenn Sie nun keine Abhilfe schaffen, beispielsweise indem Sie Veränderungen an Ihrem Arbeitsplatz vornehmen, genügt schließlich schon eine kleine, etwas ruckartige Bewegung, um einen Halswirbel aus seinem Lot zu bringen.

Wie viel schlimmer wird der Schaden wohl ausfallen, wenn Ihnen jemand mit höherer Geschwindigkeit in den Kofferraum Ihres Autos fährt? Wenn Sie selbst einen Auffahrunfall verursachen oder „nur“ eine Notbremsung machen müssen? In all diesen Fällen wird die Halswirbelsäule in eine ungewohnt heftige Schwingung versetzt, die von der verkrampften Muskulatur nicht mehr abgefangen werden kann. Wirbelblockaden sind die Folge. Da reicht es nicht aus, dass Sie eine Weile eine „Halskrause“ tragen, der Schaden muss nachhaltiger behandelt werden. Wie viele und vor allen Dingen welche Symptome Blockaden der einzelnen Halswirbel verursachen können, möchte ich Ihnen im Folgenden aufzeigen.

Doch zunächst müssen Sie wissen, dass der Kopf un der Hals von eigenen Nerven versorgt werden, die ebenso wie die Spinalnerven ganz bestimmte Aufgaben haben. Einer versorgt beispielsweise Ihre Augen mit Tränenflüssigkeit, ein anderer sorgt dafür, dass Sie die Augen überhaupt auf- und zumachen können. Ein weiterer macht es Ihnen möglich zu hören, wieder ein anderer ist für Ihren Gleichgewichtssinn verantwortlich und so weiter und so fort. Aber damit noch lange nicht genug. Die Hirnnerven – genau zwölf Paar – versorgen auch einen großen Teil der inneren Organe und verbinden alle Sinnesorgane mit dem Gehirn. Das bedeutet: Ohne sie können wir nicht fühlen, nicht riechen, nicht schmecken, nicht sehen und nicht hören.

Außerdem ist der *Nervus Vagus*, der „Umherschweifende", der Hauptnerv des parasympathischen Systems, das autonom, also ohne unser Zutun arbeitet. Er sorgt zum Beispiel dafür, dass sich beim Schlucken die Speiseröhre öffnet und parallel dazu die Luftröhre schließt, dass die Eingeweide arbeiten und so weiter. Diese Nerven sind hochentwickelte Team-Spezialisten, die Großartiges leisten. Voraussetzung dafür ist allerdings, dass sie nicht durch mangelnde Blutversorgung oder mechanische Einengung in Ihren Aufgaben behindert werden. Wirbelblockaden an der Halswirbelsäule könnten eine solche Minderdurchblutung beziehungsweise Einengung verursachen.

Der ***erste Halswirbel*** wird Atlas genannt, weil er unseren Kopf trägt – wie der gleichnamige Gott aus der griechischen Mythologie die Weltkugel. Er hat Einfluss auf die Blutgefäße, die in seiner unmittelbaren Nähe in das Gehirn eintreten, und wenn er blockiert ist, kann das unser Wohlbefinden auf vielfältige Weise beeinträchtigen: Schwindel, Müdigkeit, Konzentrationsprobleme und schlechtes Sehen können hier ihren Ursprung haben. Außerdem ist er eng mit dem ***zweiten Halswirbel*** verbunden, dem Axis, der auch Einfluss auf den Sehnerv hat.

Dazu kann ich Ihnen eine nette Geschichte erzählen: Als ich vor Jahren das erste Mal in einem Seminar bei Dieter Dorn war, untersuchte er meine Halswirbelsäule, mit der ich seit Jahren Probleme hatte. Er fand natürlich sofort die Stelle, von der die Schwierigkeiten ausgingen: den Axis. Nachdem er ihn sorgfältig eingerichtet hatte, machte ich dem nächsten Seminarteilnehmer Platz. Etwas schwindelig setzte ich mich in eine Ecke und schaute mir die Bücher an, die dort zum Kauf bereitlagen. Zu dieser Zeit hatte mich bereits ein weit verbreitetes Phänomen erwischt, die Altersweitsichtigkeit, und eigentlich brauchte ich zumindest zum Lesen eine Brille. Wie so viele Frauen wollte ich das allerdings einfach noch nicht wahrhaben und hielt alles, was klein gedruckt war, ein Stück weit von mir weg. Dennoch passierte es, vor allem bei ungünstigen Lichtverhältnissen, immer öfter, dass meine Arme einfach nicht lang genug waren. Also hatte ich schließlich doch in den sauren Apfel gebissen und mir eine Lesebrille angeschafft. Wenn man mehr als vierzig Jahre lang über ein hervorragendes Sehvermögen verfügt hat, fällt einem eine solche Umstellung nicht ganz leicht und meine Familie verbrachte viel Zeit mit der Suche nach „Mutters Brille“. Es war also nicht verwunderlich, dass ich sie auch auf besagtem Seminar wieder einmal nicht griffbereit hatte.

Ich hatte bestimmt schon eine halbe Seite gelesen, bis ich mir der Tatsache bewusst wurde, dass ich weder eine Brille auf der Nase hatte noch einen Meter Distanz zum Objekt. Ich war derart verblüfft, dass ich laut und voller Begeisterung ausrief: „Mensch, ich kann lesen, ich kann lesen.“ Einen Augenblick lang war alles still. Dann brach Dieter Dorn das Schweigen und sagte: „Nun ja, das ist Grundvoraussetzung für einen guten Dorn-Therapeuten."

Dann sprach er ausführlich über den Zusammenhang zwischen nachlassender Sehkraft und einer Blockierung an den entsprechenden Wirbeln. Etwa um das 45. Lebensjahr herum nimmt die Eigenelastizität der Linse immer mehr ab und die Anpassungsfähig des Auges an Entfernungen vermindert sich. Alles, was weniger als dreißig Zentimeter vom Auge entfernt ist, wird nun nicht mehr klar wahrgenommen. Eine Blockierung des ersten beziehungsweise zweiten Halswirbels verstärkt dieses Phänomen zusätzlich, ist aber nicht seine alleinige Ursache. Immerhin war ich danach fast ein Jahr lang wieder in der Lage, ohne Brille zu lesen, bis der Zahn der Zeit es schließlich doch notwendig machte, sie zumindest in greifbarer Nähe zu haben.

Der Axis kann aber auch für die zunehmende Zahl der Allergiker zu einem sehr wichtigen Wirbel werden, denn nicht selten ist die Entzündung „seines" Spinalnervs zumindest mitverantwortlich für die überschießende Reaktion des Körpers auf eigentlich völlig harmlose Substanzen. Außerdem ist er für die Zunge und damit auch für unseren Geschmackssinn zuständig. Auch das sehr unangenehme „Zungenbrennen" kann außer durch einen Mangel an Vitamin B 12 durch eine Blockade dieses Wirbels verursacht werden. Sie müssen, um das nachvollziehen zu können, immer im Kopf behalten, dass die Blockade eines Halswirbels die Hirnnerven behindert. Dadurch können teilweise Symptome entstehen, die weit von ihrem Ursprungsport entfernt liegen.

Der ***dritte Halswirbel*** gewinnt in letzter Zeit immer mehr an Bedeutung, weil er offenbar an der Entstehung einer äußerst unangenehmen Erkrankung beteiligt ist: Tinnitus, wie die Ohrgeräusche in der Fachsprache genannt werden. Obwohl die davon Betroffenen keine Schmerzen haben und auch äußerlich nicht gezeichnet sind, leiden sie derart, dass sie häufig schwere Depressionen entwickeln. Urplötzlich beginnt es im Ohr zu pfeifen, zu summen, zu klingeln oder zu sausen. Selten lässt sich wirklich herausfinden, wodurch diese Krankheit ausgelöst wird, und entsprechend schwierig ist die Behandlung.

Man vermutet Blutdruckschwankungen, Verspannungen innerhalb der Muskulatur, Arteriosklerose, Stress oder eine Mischung von allem. Versuche mit Enzymen und hochdosierten Vitaminen führen manchmal, aber leider nicht immer, zu einer Minderung der Lautstärke. Natürlich muss in diesen Fällen zunächst eine gründliche schulmedizinische Abklärung und vor allem der Ausschluss anderweitiger Erkrankungen erfolgen. Erst dann kann ein Dorn-Therapeut die Behandlung dieses schlimmen Leidens übernehmen.

Da vom dritten Halswirbel aber auch Schwindelgefühle ausgehen können, die jedem Therapieversuch trotzen, tritt manchmal beides zusammen auf. Für die Betroffenen ist das ein schier unerträglicher Zustand. Einmal kam eine Patientin mit genau diesen Symptomen in meine Praxis und war bereits in einer sehr schlechten psychischen Verfassung. Nachts ließen sie die lauten Geräusche in ihrem rechten Ohr kaum schlafen, tagsüber quälte sie ein massives und andauerndes Schwindelgefühl und auch der Tinnitus war keineswegs verschwunden. Schulmedizinisch war sie bereits „austherapiert“. Einen Grund für ihre Beschwerden hatte man nicht gefunden.

Ich untersuchte die Halswirbelsäule auf Blockierungen, worüber die Patientin ausgesprochen verwundert war, denn bislang hatte sie noch niemand auf diese Möglichkeit hingewiesen. In der Tat fand ich eine äußerst hartnäckige Blockade am zweiten und dritten Halswirbel, aber trotz aller Mühen gelang es mir nicht, sie bei der ersten Behandlung zu lösen. Da die Patientin wie gesagt schon sehr angeschlagen und daher auch äußerst schmerzempfindlich war, wagte ich mich an die anderen Wirbel, die ebenfalls Einfluss auf Ohrgeräusche haben können, erst gar nicht heran. Eine Woche später berichtete sie mir dennoch von einer deutlichen Linderung des Schwindels, aber auch von einer Zunahme der Ohrgeräusche. So blieb es auch nach dieser Behandlung und nach der nächsten. Entweder verschwand das eine oder das andere. Beides zusammen ging nicht weg. Leider gab die Patientin sehr schnell auf und blieb nach nur drei Behandlungen fort, so dass es leider kein „Happyend“ gab. Immerhin war zum Schluss die Lautstärke erträglicher und der Schwindel deutlich weniger geworden. Schade, mit ein bisschen mehr Geduld hätte man sicherlich noch mehr erreichen können. Eine andere Patientin hatte mehr Glück. Sie kam nur einmal, ich löste die Blockade am Axis und der Tinnitus verschwand und ist bis heute nicht wieder gekommen. Seither sind zwei Jahre vergangen.

Warum und wieso? Das kann ich Ihnen leider auch nicht beantworten. Vermutlich spielen hier noch viele Ursachen eine Rolle, die uns bis heute verborgen sind. Sicherlich haben der Zustand der Gefäße, der Blutdruck, die Muskulatur und auch die psychische Verfassung erheblichen Einfluss auf dieses Leiden, aber in erster Linie sind meiner Meinung nach Wirbelblockaden dafür verantwortlich. Wenn Sie also unter Ohrgeräuschen leiden, schon gründlich untersucht worden sind und es Ihnen noch immer nicht besser geht, sollten Sie es unbedingt mit der Methode Dorn versuchen. Selbst wenn der Erfolg kein hundertprozentiger ist, kann man mit etwas Geduld auf beiden Seiten zumindest eine beachtliche Besserung erzielen.

Auch Schwindelgefühle haben – wie schon erwähnt – manchmal ihre Ursache in einer Blockierung des dritten Halswirbels. Nun ist Schwindel nicht gleich Schwindel und seine Ursachen sind so vielfältig wie seine Symptome. Wenn er nach dem dritten Walzer auftritt oder nach einer Fahrt im Kettenkarussell, dann handelt es sich sicherlich um eine ganz normale Reaktion Ihres Innenohres auf eine zu schnelle, drehende Bewegung. Wenn Sie dagegen ganz ruhig im Bett liegen und das Zimmer sich um Sie herum zu drehen beginnt, haben Sie entweder entschieden zu viel getrunken oder Sie leiden an dem sogenannte „Drehschwindel“ oder *Morbus Meniere*.

Falls Ihnen bevorzugt schwindelig wird, wenn Sie den Kopf in den Nacken legen oder zur Seite schauen, dann sehr gut Ihre Halswirbelsäule der Übeltäter sein. Es gibt aber noch weitere Möglichkeiten und Gründe, warum Ihnen schwindelig werden kann. Manchmal kommen auch mehrere Ursachen gleichzeitig in Betracht. Wichtig ist dabei zu wissen, dass der Schwindel nur das Symptom einer Krankheit ist, die es erst noch zu finden gilt.

Wenn Sie beispielsweise mit Grippe im Bett liegen, werden Sie sich kaum darüber wundern, dass Ihnen beim Aufstehen schwindelig wird. Auch Schwindel nach einer Kopfverletzung wird Sie nicht erstaunen. Hier müssen Sie nicht lange nach Ursachen suchen. Es kommt aber auch vor, dass Menschen unter Schwindel leiden, ohne dass ein Grund dafür gefunden werden kann. Sie haben keine Grippe, sind nicht betrunken, ihr Blutdruck ist ganz in Ordnung. Nichts, was normalerweise Schwindelgefühle auslöst, lässt sich finden. Und dennoch trauen sich diese Menschen kaum noch aus dem Haus, weil sich alles um sie herum dreht. Das ist nicht nur äußerst unangenehm, sondern im höchsten Maße beängstigend.

Die Halswirbelsäule und besonders der dritte Halswirbel können ein Grund für diese Art von Schwindel sein und eine Untersuchung und gegebenenfalls Behandlung nach Dorn lassen ihn vielleicht sehr schnell verschwinden. Manchmal muss man dabei etwas tiefer gehen und sich vor allen Dingen das Kreuzbein und die Beinlängen anschauen, denn Sie wissen ja: Wenn die Statik nicht stimmt, schlägt die Spitze sehr weit aus.

Kirschen aus Nachbars Garten

Vor einigen Monaten kam ein Mann in Begleitung seiner Frau in meine Praxis und klagte über Schwindelgefühle und die völlige Unbeweglichkeit seiner Halswirbelsäule. Er schilderte mir seine Leidensgeschichte, immer unterbrochen von den stets etwas sarkastischen Ergänzungen seiner „besseren Hälfte", auf die er mit grimmigem Lächeln reagierte.

Der Mann war Anfang siebzig, was er nicht gern zugab, denn im Herzen fühlte er sich jung und dynamisch. In den letzten fünf Jahren hatte er so ziemlich jeden Arzt aufgesucht und so ziemlich alles unternommen, was auf dem Markt angeboten wird, um seine Beweglichkeit wiederzuerlangen, aber geholfen hatte ihm nichts und keiner. Im Gegenteil, durch unglücklich gesetzte Injektionen an den Ganglien war sein Zwerchfell gelähmt und jeder Atemzug kostete ihn viel Kraft. Es ging ihm sichtlich sehr schlecht. Vorsichtig erwähnte ich die Möglichkeit, ihm vielleicht auch nicht mehr helfen zu können, aber das brachte ihn nicht davon ab, eine Woche später erneut zu kommen – diesmal allein, ohne seine Frau.

Was er mir diesmal erzählte, verdeutlicht auf anschauliche Art und Weise die Zusammenhänge zwischen unserem willkürlichen Wollen und unserem unwillkürlichen Handeln, dem Bewussten und dem Unbewussten. Seine Ehe war nicht sehr gut. Er bezeichnete seine Frau als streitsüchtig und krankhaft eifersüchtig. Er suchte Trost bei anderen Frauen und hatte schon seit Jahren eine Geliebte. Alles war ganz in Ordnung so wie es war, bis zu dem Tag, als seine Frau noch misstrauischer wurde und sich auf „die Lauer legte". Sie verfolgte ihn mit dem Fahrrad und verunglückte dabei schwer. Mehr als ein halbes Jahr verbrachte sie im Krankenhaus und es verging kein

Tag, an dem sie ihn nicht für ihr Elend verantwortlich gemacht hätte. Er war Schuld, nur er, weil er einfach nicht damit aufhören konnte, „den Kopf nach anderen Weibern umzudrehen".

Ich glaube, er befand sich in einer schlimmen Zwickmühle: Er kämpfte täglich mit seinem Wunsch nach einer liebevolleren Partnerin und seiner Angst, die Konsequenzen dieses Wunsches zu tragen. Er wusste genau, dass es ihm trotz der unbestreitbar vorhandenen Schuldgefühle seiner Frau gegenüber auf Dauer nicht gelingen würde, das „Schielen nach den Kirschen in Nachbars Garten" zu unterlassen. Aus diesem Dilemma half ihm nun sein Unbewusstes auf ganz anschauliche Art und Weise: mit einem steifen Hals.

War es ein Wunder, dass alle Therapieversuche scheiterten? Scheitern mussten? Wenn die Folgen einer Besserung möglicherweise schlimmer sind als das augenblickliche Leiden selbst, kann man sich noch so sehr bemühen und kämpft dennoch auf verlorenem Posten.

Mein Untersuchungsbefund ergab denn auch eine fast einzementierte, starre Halswirbelsäule, die vor allem auf der rechten Seite zahlreiche Blockaden aufwies, während die Muskulatur auf der linken Seite stark verhärtet war. Ich versuchte mit gutem Zureden und gehörigem Kraftaufwand, seinen Kopf zu bewegen, um zumindest den obersten Halswirbel richten zu können. Es war unmöglich. Er bewegte sich keinen Millimeter. Dennoch machte mein Patient nach der Behandlung einen durchaus zufriedenen Eindruck.

Natürlich soll das nicht heißen, dass sich dieser Patient nicht helfen lassen *wollte*. Er wollte schon, er durfte nicht! Und es ist die Aufgabe eines ganzheitlichen Behandlers, diesen inneren Kampf zu erkennen und zu thematisieren. Der Mann behielt seinen steifen Hals – vorläufig! Er war nämlich doch recht nachdenklich geworden, als ihm bewusst wurde, wie dieser „geniale Kniff“ seines Unterbewusstseins ihn um seine ganze Lebensfreude brachte.

Einige Zeit später rief er mich an, um mir mitzuteilen, dass zumindest sein Schwindel weg sei. Vielleicht kann er eines Tages auch den Kopf wieder drehen, dann nämlich, wenn er bereit ist, die Konsequenzen einer Trennung von seiner ungeliebten Frau zu tragen.

Und noch etwas: Wenn Sie unter Akne leiden, obwohl Sie schon lange aus der Pubertät heraus sind, wenn Sie Ekzeme quälen oder Sie immer wieder Pickel haben, auch wenn Ihre Haut eigentlich gar nicht besonders fettig ist, sollten Sie ebenfalls Ihren dritten Halswirbel untersuchen lassen, denn er ist auch für diese Art von „Befindlichkeitsstörungen“ verantwortlich.

Ihr ***vierter Halswirbel*** ist vielleicht nicht ganz im Lot, wenn Ihnen ständig die Nase läuft, wenn Sie nachts so laut schnarchen, dass es keiner mit Ihnen im selben Zimmer aushält, oder wenn Sie häufig sogenannte „Fressecken“ an den Mundwinkeln haben. Ein Dorn-Therapeut kann es Ihnen genau sagen.

In allen Fällen werden durch eine Blockade dieser Wirbel die entsprechenden Hirnnerven irritiert und können ihre Aufgaben nicht mehr vollständig erfüllen. So versorgt beispielsweise der *Nervus Glossopharyngeus* den gesamten Zungen und Rachenraum. Schnarchen wird durch das Flattern des sogenannten Gaumensegels verursacht und je nachgiebiger dieses ist, desto stärker bewegt es sich und desto lauter werden die Schnarchgeräusche.

Bei Kindern, die immer wieder mit Halsentzündungen zu kämpfen haben, immer „irgendwie heiser“ klingen und bei denen auch noch die Lymphknoten geschwollen sind, lohnt sich eine Untersuchung des ***fünften Halswirbels***. Die Blockade dieses Wirbels betrifft vor allem einen Ast des Spinalnervs, der unter anderem eine wichtige Rolle für die Immunabwehr spielt. Wenn er durch eine Wirbelblockade beeinträchtigt ist, haben eindringende Erreger ein leichtes Spiel. Immer wieder auftretende Erkrankungen mit „grippeähnlichen Symptomen“ im Kopfbereich könnten ein Hinweis darauf sein.

Der ***sechste Halswirbel*** ist bei der Untersuchung nicht leicht zu finden, weil seine gelenktragenden Fortsätze unter dem Schultermuskel „versteckt“ sind. Die kleine Mühe lohnt sich dennoch sehr, denn eine Blockade dieses Wirbels kann eine ganze Reihe von Problemen verursachen. Vor allem eine ganz bestimmte, sehr unangenehme Erkrankung kann hier ihren Ursprung haben: das Globusgefühl im Hals. Der davon Betroffene hat den Eindruck, etwas nicht schlucken zu können und einen dicken Kloß im Hals zu haben.

Nachdem alle anderen möglichen Ursachen ausgeschlossen wurden, wie beispielsweise Erkrankungen der Schilddrüse und des Kehlkopfes, ist man mit seinem Latein schnell am Ende. Die medizinischen Fachbegriffe *Globus hystericus* oder etwas freundlicher *Globus nervosus* deuten bereits an, worin die Ursache des Problems bei den meist weiblichen Patienten vermutet wird: in übersteigerter Erregbarkeit. Möglicherweise stimmt das sogar. Vielleicht ist den Betroffenen tatsächlich etwas „quer runtergegangen“, vielleicht können sie etwas nicht „schlucken“, werden mit etwas nicht fertig und ihr Körper zeigt das mit den entsprechenden Symptomen an. Hilfreich ist diese stigmatisierende Diagnose allerdings auch dann nicht. Im Gegenteil, sie verschlimmert das Symptom nur noch, weil der arme Patient damit ja schon wieder etwas „zu schlucken“ bekommt, was ihm sicherlich nicht gut bekommt. Sinnvoller, wenn auch zeitaufwendiger wäre auf alle Fälle eine einfühlsame Befragung des Patienten.

Den sechsten Halswirbel darf man einfach nicht vergessen, denn nicht jeder, dem „etwas quer runtergeht“ leider auch unter Globus nervosus-Gefühlen. Und manchmal ist so ein „hysterischer“ Patient von jetzt auf gleich vollkommen gesund, wenn man seinen blockierten sechsten Halswirbel gefunden und befreit hat. Denken Sie an das eingangs Gesagte: Bestimmte Nerven versorgen auch den Kehlkopf und wenn sich aufgrund einer Wirbelblockade hier Energie staut, ist es durchaus möglich, dass Sie nicht nur im übertragenen Sinne einen „dicken Hals“ bekommen. Aus dem gleichen Grund reagieren auch die Mandeln auf Blockaden dieses Wirbels mit Entzündung und Vergrößerung. Also gilt auch hier: Bevor man sich für eine Operation entscheidet, noch dazu im Kindesalter, sollte man einen Dorn-Therapeuten aufsuchen.

Eine Mutter bringt ihren zweijährigen Sohn mit in meine Praxis, nicht als Patienten, sondern weil sie keinen Babysitter gefunden hat. Sie ist die Patientin und während der Behandlung erzählt sie mir, dass der Kleine jetzt schon zum dritten Mal (!) in einem Jahr Antibiotika wegen einer Mandelentzündung bekommen habe. Dabei denkt sie eigentlich nur daran, dass ich ihr ein „homöopathisches Medikament“ empfehlen könnte, von Ursachenforschung ist sie weit entfernt. Sie reagiert denn auch sehr überrascht, als ich versuche, ihr die Zusammenhänge aufzuzeigen, ist aber sofort bereit, das Kind untersuchen zu lassen. Leichter gesagt als getan, denn so ein Knirps bleibt natürlich nicht ruhig sitzen – schon gar nicht, wenn eine völlig fremde Person an seinem Hals herumdreht. Es ist dennoch deutlich zu spüren, dass sein sechster Halswirbel rechts stark blockiert ist. Er mag auch den Kopf nicht zu dieser Seite drehen.

Mit List und Tücke, assistiert von seiner Mama, bringe ich ihn aber doch dazu, mir zu zeigen, wie feste er „nein“

sagen kann. Er schüttelt schließlich voller Enthusiasmus den Kopf und ich kann den blockierten Wirbel „befreien". Im weiteren Verlauf der Untersuchung finde ich noch eine Blockade des „Lungenwirbels" (den Sie später noch kennen lernen werden) und richte auch die. Bei Kindern ist das nicht sehr schwierig, denn da ist ja alles noch weich und biegsam. Die Mutter bekommt noch ein Medikament zur Ausleitung alter Toxine für den jungen Mann. Das war's. Er hat seither weder eine Tonsillitis noch eine Erkältung gehabt und die Behandlung liegt annähernd drei Jahre zurück.

Der ***siebte Halswirbel*** heißt *Prominenz*, weil sein Dornfortsatz sehr groß ist und deutlich hervorsteht. In meiner Praxis habe ich sehr häufig mit ihm zu tun, meist auf negative Weise. Zum einen scheint er ausgesprochen häufig blockiert zu sein und zum anderen hat er die Tendenz, allen Behandlungsversuchen hartnäckig zu widerstehen. Patient und Behandler sollten sich davon jedoch nicht entmutigen lassen, denn die „Befreiung" dieses Wirbels ist oft auch eine deutliche Befreiung für den Patienten.

Manchmal macht er einem die Arbeit allerdings noch zusätzlich schwer, weil er unter einer dicken und sehr festen Gewebeschicht versteckt liegt, so dass man ihn kaum tasten kann. Diese ödematöse Auflagerung wird als „Hormonbuckel" bezeichnet und findet sich angeblich vornehmlich bei Frauen im Klimakterium. Mag sein, aber meine erste Patientin, die einen solchen „Buckel" hatte, und zwar einen auffallend großen, war zweiundzwanzig Jahre alt.

Diese Patientin, eine Freundin meiner Tochter, hatte häufiger „mit dem Rücken zu kämpfen". Sie war eine leidenschaftliche Freizeitreiterin und da blieb der eine oder andere Sturz nicht aus. Als ich sie das erste Mal behandelte, fiel mir diese seltsame Auflagerung über dem Prominenz gleich ins Auge. Darauf angesprochen stöhnte die Patientin laut und sagte im schönsten Kölner Dialekt: „Jo, dat is ne fiese Klops, kinne Ahnung wovon ich den hav. Hav ich ävver schon iwich."

„Der Klops" tat zwar nicht weh, aber er machte ihr optisch zu schaffen, denn zu übersehen war er, vor allem im Sommer, wirklich nicht. Da sie außerdem als Solistin in einem Chor sang und häufig im Fernsehen zu bewundern war, hätte sie viel darum gegeben, dieses „hässliche Dingens" für immer loszuwerden. Leider hatte ich zu diesem Zeitpunkt weder eine Ahnung, woher das kam, noch wie ich sie davon befreien sollte. Dennoch gab ich mich erst mal optimistisch und versicherte ihr, dass wir das schon irgendwie hinkriegen würden. Zu allem Überfluss wohnte sie auch noch 250 Kilometer von mir entfernt, so dass von einer regelmäßigen Behandlung wirklich nicht ausgegangen werden konnte.

Wie auch immer: Ich behandelte ihr subluxiertes Kreuzbein, rückte den sechsten Brustwirbel gerade und beschränkte mich ansonsten darauf, den „Knubbel" kräftig mit dem Massagegerät zu bearbeiten – nicht mehr und nicht weniger. Innerhalb eines Jahres sah ich sie dreimal, danach war der „Knubbel" so gut wie weg. Kommentar der glücklichen Patientin: „Is mir doch ejaal wiesu, Hauptsach is, dat fiese Ding is wäch."

Heute weiß ich, dass zum einen ein blockiertes Kreuzbein auch solche Folgen haben kann und dass zweitens die Massage des „Knubbels" den vermutlich stark blockierten siebten Halswirbel wieder in die richtige Position gebracht hat. Glück braucht man halt auch manchmal beim Arbeiten.

Ansonsten beeinflusst der Prominenz vorwiegend die Funktion der Schilddrüse, die derart viele Symptome verursachen kann, dass man sich einfach wundern muss, warum sie bei der Diagnose so oft vergessen wird. Zugegeben, sie ist klein und unscheinbar, aber dennoch steuert sie einige der wichtigsten Hormone in unserem Körper. Sie liegt vor der Luftröhre, und wenn Sie Ihre Hand an den Hals halten und dann schlucken, können Sie ihre Bewegung spüren. Um ihre beiden wichtigsten Hormone, Thyroxin (T4) und Trijodthyrin (T3), produzieren zu können, benötigt die Schilddrüse Jod. Leider ist Jod nicht immer ausreichend in unserer Nahrung oder in der Luft vorhanden, und wenn die Schilddrüse zu wenig davon bekommt, vergrößert sie sich mehr und mehr in dem guten Glauben, so den Mangel ausgleichen zu können.

Da der Jodmangel bekanntermaßen von Norden nach Süden zunimmt, sind die sogenannten „Jodmangelkröpfe" in Bayern eher zu finden als an der Nordsee.

Aber auch wenn ausreichend Jod zur Verfügung steht, gibt es noch genug schilddrüsenbedingte Erkrankungen, denn diese kleine Drüse ist sensibel. Beispielsweise regeln ihre beiden Hormone den Grundumsatz des Menschen. Das ist die Menge an Energie, die der Körper in liegender Position, bei gleichmäßig moderater Raumtemperatur umsetzt, um Grundfunktionen wie Atmung und Herztätigkeit aufrechtzuerhalten. Besser bekannt dürfte Ihnen das unter „Kalorienverbrauch" sein.

Wenn das Gleichgewicht dieser beiden Hormone gestört ist, kommt auch der Grundumsatz aus dem Gleis. Eine sogenannte Schilddrüsenunterfunktion ist das, was die meisten Übergewichtigen fälschlicherweise für sich in Anspruch nehmen. Sie sagen: „es sind die Drüsen" und meinen damit die Schilddrüse. Meist ist zwar nicht die Schilddrüse für das Übergewicht verantwortlich, sondern eher eine zu reichliche oder falsche Ernährung. Wenn allerdings wirklich eine Unterfunktion vorliegt, haben die Betroffenen außer dem Übergewicht noch andere typische Symptome: Sie sind antriebsarm und müde, wirken irgendwie verschlafen und desinteressiert. Ihre Haut ist blass und manchmal teigig aufgequollen. Auch ihre Stimme verändert sich. Sie wird rau und klingt oft heiser. Die Verdauung ist träge.

Noch dramatischer macht sich eine Schilddrüsenüberfunktion bemerkbar. Die wohl bekannteste Krankheit der Schilddrüse ist der chronisch verlaufende *Morbus Basedow,* dessen Ursache bis heute nicht bekannt ist. Auffallend daran sind die stark hervorquellenden Augen. Aber auch bei anderen Überfunktionen sind die Patienten auffällig. Sie wirken getrieben und nervös, sind ständig in Bewegung und leiden häufig unter Schlaflosigkeit. Sie sind empfindlich gegen Wärme und frieren selten, weil ihr innerer Motor ständig auf Hochtouren läuft. Außerdem sind sie sehr schlank und machen den Eindruck, als seien sie voller Energie. Doch dieser Eindruck täuscht! Sie sind ebenso krank wie Menschen mit einer Unterfunktion. Alle Organe, auch das Herz, arbeiten ohne Punkt und Pause und frühe Ermüdung wäre die unausweichliche Folge, wenn man nichts gegen diese Störung unternehmen würde.

All diese Symptome müssen keineswegs immer gleichzeitig und auch nicht immer vollständig ausgeprägt auftreten. Es reicht schon, wenn die eine oder andere Klage eines Patienten an die Schilddrüse erinnert.

In diesem Zusammenhang fällt mir eine Patientin ein, die wegen Ihrer Herzprobleme in meine Praxis kam. Ihr Herz war organisch gesund und machte ihr eigentlich immer nur dann Probleme, wenn sie sich einmal hinsetzen wollte, um auszuruhen. Das tat sie ohnehin sehr selten. Sie war Mutter von drei Kindern und hatte einen Geschäftshaushalt zu führen. Viel Zeit für Ruhe blieb da nicht. Da sie außerdem hin und wieder unter Rückenschmerzen litt, behandelte ich sie nach der Dorn-Methode und schaute mir besonders den siebten Halswirbel an. Er war stark nach links blockiert und schon die bloße Berührung verursachte Schmerzen. Als ich dennoch an seiner Deblockierung zu arbeiten begann, bekam sie das „typische Herzklopfen", das sofort aufhörte, wenn ich den Wirbel losließ. Erst im dritten Anlauf gelang es mir, ihn komplett zu befreien, und vier weitere brauchte ich, um auch das stark blockierte Kreuzbein endgültig zu deblockieren. Während dieser Zeit erzählte sie mir bereits, dass ihr Herzklopfen fast völlig aufgehört habe und sie „irgendwie ruhiger" geworden sei. Nach acht Wochen hatte sie zwar drei Kilo zugenommen, nahm das aber zum Wohle ihres Allgemeinbefindens „zähneknirschend" hin.

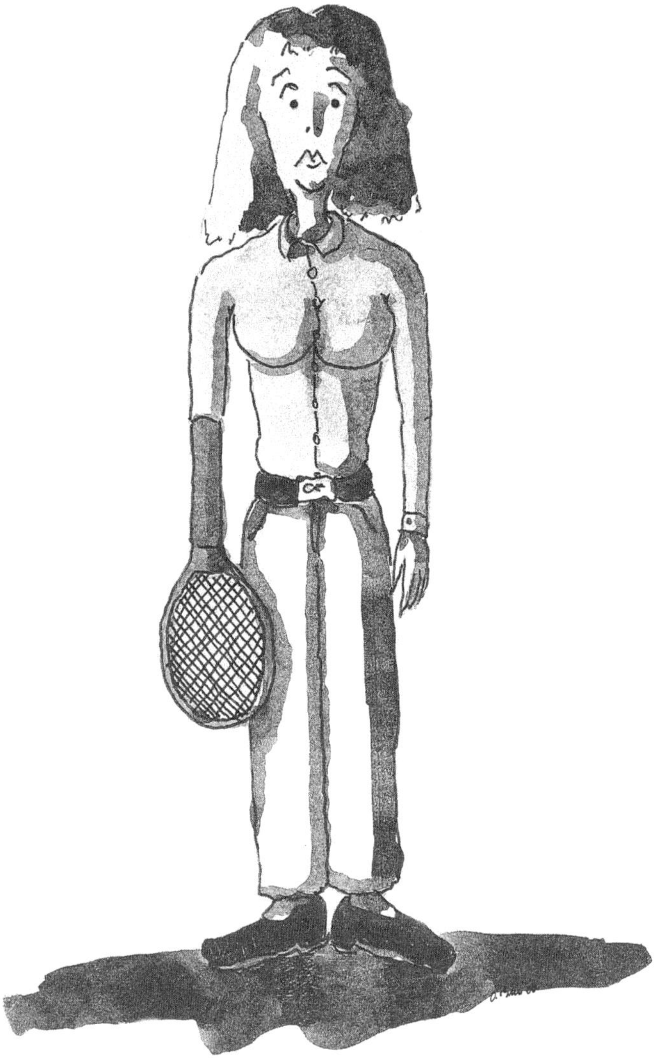

Kapitel 5
Von Herzinfarkt bis Tennisarm: Die Brustwirbelsäule

Wieso denn Tennisarm – ich spiele doch gar kein Tennis?!

Sind Sie schon einmal morgens oder gar mitten in der Nacht aufgewacht, weil Ihnen die Arme „eingeschlafen“ waren und sich ein sehr unangenehmes Taubheitsgefühl bis in die Fingerspitzen ausbreitete? Tut Ihnen der Ellbogen im Gelenk so weh, dass Ihnen bereits die kleinste Anstrengung einen Schmerzensschrei entlockt und Sie keinem mehr die Hand geben können, weil Ihnen dabei der Schmerz bis in den Kopf schießt?

Für beide Symptome zeichnet der ***erste Brustwirbel*** verantwortlich. Auch wenn man die *Epicondylitis* umgangssprachlich als „Tennisarm“ oder „Tennisellbogen“ bezeichnet, haben die meisten der von dieser Krankheit Betroffenen noch nie einen Tennisschläger in der Hand gehabt. Tatsache ist aber, dass es sich dabei um eine Überlastung des Gelenks handelt, die schließlich zu einer Entzündung und nachfolgend zu den beschriebenen Schmerzen führt. Diese Symptome sind jedoch nur Folgen, die Ursache ist eine andere:

Durch die Blockade des ersten Brustwirbels verzieht sich auch die Muskulatur des Armes und des Ellbogengelenks, was zu einer immer stärkeren Einengung und im schlimmsten Fall zum Einklemmen der dort verlaufenden Nerven führt und die beschriebenen Probleme verursacht. In ganz schweren Fällen und je nach Nerv, ist der Arm bis in die Fingerspitzen betroffen.

In der Regel kann man die schmerzauslösenden Tätigkeiten mit ein wenig Geduld „entlarven“ und vermeiden, geheilt hat man damit aber noch nichts. In den letzten Jahren hat sehr häufig eine Maus – die vom Computer – zu den beschriebenen Symptomen geführt. Nun sitzen aber Millionen von Menschen tagtäglich vor dem Computer und arbeiten mit besagter Maus, ohne dass sie irgendwelche Schmerzen im Ellbogengelenk hätten. Das allein kann also nicht die Ursache sein. Auch die Spargelzeit bringt Gefahren mit sich. Wenn Hausfrauen und Küchenhilfen große Mengen des zarten Gemüses schälen müssen, können sie sich durchaus einen „Tennisellbogen“ holen. Doch auch davon sind nicht alle Menschen gleichermaßen betroffen.

Auch wenn es fast immer mechanische Arbeiten sind, bei denen der Arm längere Zeit in immer der gleichen Stellung gehalten wird, muss noch eine zusätzliche Komponente hinzukommen, um die Beschwerden auszulösen. Und dabei handelt es sich eindeutig um den ersten Brustwirbel. Ist er auch nur in einer leichten Fehlstellung, sind die Beschwerden lokal nur unzureichend zu therapieren und in aller Regel schon bald wieder da. Wenn zusätzlich eine Behandlung des ersten Brustwirbels durch einen Dorn-Therapeuten erfolgt, ist ein Ausheilen der Erkrankung garantiert.

Eine meiner Nachbarinnen, die ein Taxiunternehmen betreibt, begegnet mir beim täglichen „Gassigehen“ und verzieht schmerzhaft das Gesicht, als ich ihr die Hand schüttle. Sie erzählt, dass sie nun schon „über einen Monat mit dem Arm rummacht“, Spritzen, Massagen etc. – alles hat sie versucht, geholfen hat nichts. Während wir unsere Runden drehen, frage ich sie, wann die Beschwerden angefangen haben, was sie damals getan hat und so weiter. „Keine Ahnung“, ist die Antwort, „ich tue laufend irgendwas und anfangs habe ich den Schmerz vermutlich völlig ignoriert, bis er dann einfach nicht mehr auszuhalten war."

Typisch! So gehen die meisten Selbstständigen mit Beschwerden um. Ganz nach dem Motto: Ist von allein gekommen, wird auch von allein wieder gehen. Manchmal trifft das zu – meistens nicht. Die Entzündung im Arm meiner Nachbarin war jedenfalls mittlerweile derart schmerzhaft, dass sie wirklich nur noch mit schwersten Schmerzmitteln fahren konnte und nachts keine Ruhe mehr fand, „weil der Arm so tobte". Ich nahm sie gleich mit in die Praxis und untersuchte ihren oberen Rücken und dort vor allem den ersten Brustwirbel. Natürlich war er blockiert und der siebte Halswirbel gleich mit.

Sie musste die Zähne fest zusammenbeissen, denn jedes Bewegen der blockierten Wirbel schickte Wellen von Schmerz durch die entzündeten Nerven. Nach etwa fünfzehn Minuten hatte ich beide Wirbel gerichtet und das entzündete Gelenk mit einer entsprechenden Salbe versorgt. Ich bat sie, ihrem Arm noch eine kleine Schonfrist zu geben, um eine Erholung zu ermöglichen und einem Rückfall vorzubeugen. Sie versprach das ein wenig zögerlich, denn schließlich war viel liegengeblieben und das wollte sie nun so schnell wie möglich aufarbeiten. Verständlich, aber kontraindiziert. Die verspannte Muskulatur um die blockierten Wirbel, die entzündeten Nerven – all das braucht eine Weile Ruhe um auszuheilen. Wenn man diese Ruhe nicht gewährt, rutschen die Wirbel, von der Muskulatur gezogen, schnell wieder in die alte Fehlstellung und alles war umsonst. Weniger ist in einem solchen Fall einfach mehr. Drei Tage Ruhe und Schonung und dafür vielleicht für immer gesund. Ich machte ihr das deutlich klar und sie erklärte sich einverstanden, am nächsten Tag noch einmal zur Behandlung zu kommen. Diesmal war alles schon sehr viel leichter und deutlich weniger schmerzhaft. Nach zwei weiteren Behandlungen war sie beschwerdefrei und ist es bis heute geblieben. Drei Jahre lang!

Aber auch wenn es nur das lästige „Einschlafen", das Pelzigwerden von Händen oder Fingern ist, kann die Reponierung dieses Wirbels für schnelle Beschwerdefreiheit sorgen. Ich hatte eine Patienten, die regelmäßig gegen vier Uhr morgens davon wach wurde, dass die Finger ihrer linken Hand kribbelten, „als steckten sie in einem Ameisenhaufen". Sie hatte es schon mit Salben aller Art versucht, vom Hausarzt Massagen verschrieben bekommen, aus eigener Tasche eine Lymphdrainage bezahlt – alles vergeblich. Die Finger kribbelten weiter. „Durchblutungsstörungen" lautete die lapidare Diagnose, die zwar die Symptome treffend beschrieb, die Ursache aber völlig außer Acht ließ. Da sich das Problem zwar in den Fingern bemerkbar machte, dort aber nicht seine Ursache hatte, musste jede lokale Anwendung und Behandlung zwangsläufig zum Scheitern verurteilt sein.

Es war der erste Brustwirbel, der durch eine auffallend starke Blockierung den Spinalnerv einengte und zu der mangelnden Durchblutung in den Fingern führte. Vermutlich verschlimmerte die Patientin die Situation ungewollt noch dadurch, dass sie ausgerechnet überwiegend auf der Seite schlief, zu der die Blockierung zeigte.

Bereits am Morgen nach der Behandlung rief sie an und berichtete von einer deutlichen Besserung der Beschwerden. Sie war zwar zur gewohnten Zeit aufgewacht, aber ohne „Ameisenhaufen", wie sie sagte, sondern lediglich mit einem leichten Kribbeln. Nach zwei weiteren Behandlungen schlief sie ungestört, bis der Wecker klingelte.

Dem ***zweiten Brustwirbel*** kann man gar nicht genug Aufmerksamkeit schenken, denn er ist für das Herz zuständig.

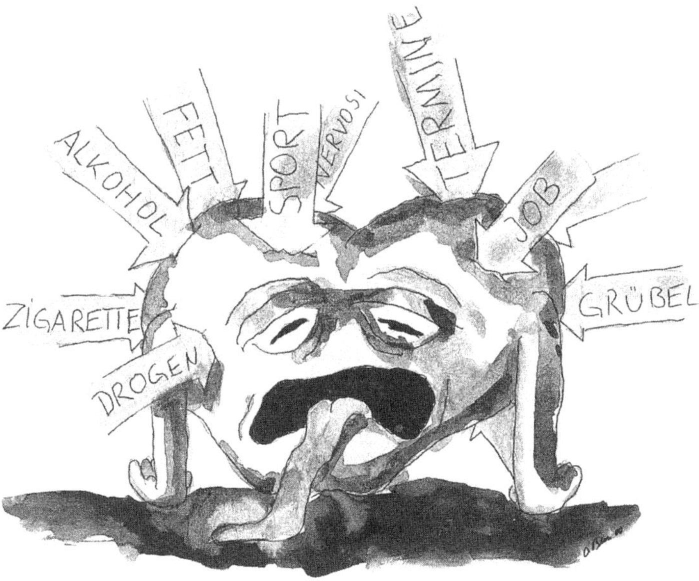

Das Herz galt jahrtausendelang als Sitz der Seele und des Charakters. Einer hat ein „gutes“, ein anderer „ein kaltes“, ein dritter hat „zu viel“, ein vierter „gar kein Herz“. Man kann Herzen brechen, verschenken oder auch verschließen. Heute kann man Herzen transplantieren. Man hat diesen muskulösen Hohlmuskel entmystifiziert.

Sechzig bis achtzig Mal in der Minute zieht sich ein normales Herz zusammen und pumpt dadurch frisches Blut aus den Lungen in den Organismus und verbrauchtes wieder dorthin zurück. Diese Tätigkeit nehmen Sie als Herzschlag wahr. Je mehr Sauerstoff die Muskulatur und die Organe brauchen, desto schneller muss das Herz pumpen, um Nachschub zu liefern. Unser Organismus funktioniert in diesem Punkt noch genau wie in grauer Vorzeit. Kampf oder Flucht waren die einzig möglichen Alternativen angesichts einer drohenden Gefahr.

Verschiedene Hormone sorgen bis heute in „gefährlichen Situationen" dafür, dass bestimmte Funktionen autonom ablaufen, also ohne dass Sie es beeinflussen können: Die Pupillen weiten sich, das Herz schlägt schneller, Sie atmen heftiger und Ihr Körper macht sich bereit, im Ernstfall auch schwere Verletzungen durch eine erhöhte Blutgerinnung zu kompensieren oder, falls noch möglich, so schnell wie möglich flüchten zu können.

Nun hat sich unsere Umwelt seit damals zwar ziemlich verändert, aber die „paar Jahrtausende" reichen noch nicht aus, um solche bewährten Abläufe zu verändern.

Wenn Sie also heute eine Auseinandersetzung mit Ihrem Chef haben, läuft in Ihrem Organismus fast das gleiche Programm ab. Egal, ob eine reale Gefahr besteht oder nicht. In der Regel werden Sie nicht aus dem Zimmer rennen und Ihr Chef wird auch nur selten handgreiflich werden, so dass eine tatsächliche Verteidigung nötig würde. Sie machen höchstens mal „eine Faust in der Tasche" und hoffen, dass er Ihr laut klopfendes Herz nicht hört. Wenn das einmal im Jahr passiert – nicht weiter tragisch. Wenn Sie aber immer wieder in unterschiedliche Varianten einer solchen Situation geraten, vielleicht sogar mehrmals täglich, dann wird es kritisch für Ihr Herz. Irgendwann bekommen Sie Schmerzen in der Brust, Atemnot und/oder Beklemmungsgefühle.

Ich habe mehr als einmal erlebt, dass Patienten einen langen Gang von Arzt zu Arzt hinter sich hatten und schließlich als „Herzneurotiker", „Hypochonder" etc. abgestempelt wurden, weil immer wieder auftretendes Herzrasen, Herzstolpern oder gar zeitweiliger Herzstillstand sie in Todesangst versetzte und immer wieder in die Sprechstunden trieb. Je jünger diese Patienten sind, desto weniger ernst werden ihre Symptome genommen, weil die Gefahr, in so jungen Jahren einen Infarkt zu erleiden, relativ gering ist. Dennoch werden in diesen Fällen „prophylaktisch“ Beta-Blocker verordnet, die das Herz „ruhig stellen“. Das heißt, dass Adrenalin, Noradrenalin und verschiedene andere Hormone zwar situationsbedingt weiter ausgeschüttet, aber dann von einem Medikament am Herzen abgefangen werden. Nun schüttet der Körper aber auch bei freudiger Erregung, wie sie sich zum Beispiel bei sexueller Betätigung einstellt, Adrenalin aus und Beta-Blocker können diese Freude ziemlich trüben.

Wenn Sie die oben genannten Symptome kennen und wissen, dass Sie ständig negativen Stress haben, kann das Wissen darüber, was dabei in Ihrem Körper abläuft, vielleicht dazu beitragen, dass Sie sich andere Lösungsversuche überlegen. Natürlich muss bei Herzproblemen sehr sorgfältig abgeklärt werden, ob nicht tatsächlich eine organische Ursache vorliegt, die vorrangig behandelt werden muss. Ich habe aber schon viele sogenannte „Herzneurotiker“ gesehen, deren ganze „Neurose“ in einem blockierten zweiten Brustwirbel bestand. Eine Behinderung seines Spinalnervs kann so weit gehen, dass die Symptome eines Angina Pectoris-Anfalls oder gar eines Infarkts auftreten. Besonders wenn Sie Tennis oder Golf spielen, kann das sehr plötzlich und sehr heftig geschehen. Falscher Aufschlag, falscher Stand zum Ball oder eine schlechte Rückhand führen schnell zu einer Blockierung des Wirbels und machen aus Ihnen vielleicht einen Herzpatienten. Das soll auf gar keinen Fall heißen, dass man einen echten Herzfehler oder gar einen Infarkt auf die leichte Schulter nehmen darf, wie im folgenden Beispiel geschildert.

Unlängst vereinbarte ich telefonisch einen Termin mit einem mir unbekannten Mann, der mir erzählte, seine Frau habe seit längerer Zeit Rückenprobleme. Als ich die Tür öffnete, standen zwei sehr alte Leute vor mir, die Frau mit blauen Lippen und offensichtlich schwerstkrank. Ich war entsetzt und wollte umgehend den Notarzt verständen, was aber von beiden entschieden abgelehnt wurde. Es stellte sich heraus, dass sie nicht krankenversichert waren und sich vor den Kosten eines Krankenhausaufenthaltes fürchteten. Ich klärte sie darüber auf, dass in solchen Fällen das Sozialamt einspringt, und konnte die Frau schließlich überreden, sich von mir in die nächste Ambulanz fahren zu lassen. Ich war nicht sicher, ob ich sie lebend dort hinbringen konnte, und daher sehr erleichtert, als sich die Tür des EKG-Zimmers hinter ihr schloss. Können Sie sich mein Entsetzen vorstellen, als es nach etwa einer Stunde erneut klingelte und die zwei schon wieder vor meiner Tür standen? Sie waren nach dem Befund „Seitenwandinfarkt, Herzbeutel- und Lungenentzündung" wieder aus dem Krankenhaus marschiert, um der Frau nun doch noch eine Rückenbehandlung geben zu lassen. Leider erträgt ein achtzigjähriges, schwer krankes Herz solch eine Hartnäckigkeit nicht mehr und auch die auf meine Intervention hin erfolgte Intensivmedizin konnte sie nicht mehr retten. Sie starb zwei Tage später.

Wie gesagt, ein echter Herzfehler hat eine organische Ursache und die wird bei einer Untersuchung in der Regel festgestellt und anschließend entsprechend behandelt. Erst danach steht einer Überprüfung des zweiten Brustwirbels nichts mehr im Wege. Wenn sich dabei eine Blockierung feststellen lässt, führt eine Behandlung schnell zu einer wesentlichen Besserung der vorhandenen Beschwerden. Besonders die äußerst unangenehmen und mit großer Angst verbundenen Angina Pectoris-Anfälle verlieren an Häufigkeit und Intensität. Aber auch für ein bereits durch einen Infarkt geschädigtes Herz ist es hilfreich, wenn der zweite Brustwirbel richtig sitzt und sein Spinalnerv nicht behindert wird. Die Durchblutung und damit die Sauerstoffversorgung funktioniert dann wesentlich besser.

Der ***dritte Brustwirbel*** ist der Lungenwirbel. Er kann eine ganze Reihe von Krankheitssymptomen verursachen, von denen einige recht bedrohliche Ausmaße annehmen. Patienten mit Asthma täten sehr gut daran, diesen Wirbel untersuchen zu lassen, besonders wenn ihre Anfälle überwiegend nachts auftreten und dann besonders heftig sind.

Im vorigen Jahr kam eine 68 Jahre alte Frau wegen Ischiasbeschwerden in meine Praxis. Sie schaffte die Treppe kaum und musste auf jeder zweiten Stufe stehen bleiben, um nach Luft zu schnappen. In der Hand hielt sie ihr Cortisonspray und später zeigte sie mir ein zweites Fläschchen in ihrer Tasche „für alle Fälle". Sie litt unter Asthma seit ihr Mann fünf Jahre zuvor gestorben war. Gekommen war sie jedoch, um von ihren Schmerzen im Lendenwirbelbereich befreit zu werden. Also konzentrierte ich mich vorrangig darauf. Dennoch kontrollierte ich – wie immer bei Erstpatienten – auch die Brust- und die Halswirbelsäule. Natürlich fand ich im Bereich des dritten Brustwirbels eine massive Blockade und auch der „Herzwirbel" saß nicht so, wie er sitzen sollte. Meine Frage nach Herzbeschwerden beantwortete sie spontan mit „und wie". Vor allem im Liegen hatte sie häufig Herzrasen und -stolpern. Ich erklärte ihr den Zusammenhang zwischen Wirbelblockaden und ihren Beschwerden und sie war gespannt auf das Ergebnis der Behandlung.

Drei Tage später rief sie an und berichtete, ich hätte tatsächlich recht gehabt: Ihr „Herzkaschper" sei nicht mehr aufgetaucht und auch die Atemprobleme seien sehr viel besser geworden. Zwei Behandlungen später brauchte sie kein Cortisonspray mehr und litt dennoch nicht unter Luftnot. Die Dorn-Therapie hatte auch hier zuverlässig ihre Wirkung getan.

Nun liegt natürlich die Vermutung nahe, dass es sich hier um einen Fall von „psychischem Asthma“ gehandelt hat. Schließlich war es erst mit dem Tod des Ehemannes aufgetreten. Möglich, aber ich glaube eher, dass sich diese Patientin bei der Pflege ihres lange Zeit bettlägerigen Mannes „verhoben“ hat, was ihre Wirbel blockierte. Ihre Symptome traten überwiegend im Liegen auf, weil sie ausgerechnet bevorzugt auf der Seite schlief, zu der die beiden Wirbel ohnehin schon „verzogen“ waren.

Doch nicht nur Asthma wird von diesem Wirbel ausgelöst, die ganze Atmung und damit die Sauerstoffversorgung des Körpers hängt von ihm ab. Und da, wie Sie schon wissen, ein Ast des Spinalnervs für die Immunabwehr zuständig ist, wird aus einer simplen Erkältung schnell mal eine Lungenentzündung. Das trifft auch auf Patienten zu, die immer wieder Infekte haben, die vorwiegend mit Husten und Brustschmerzen einhergehen.

Für ein etwas witziges Phänomen, das ich im engeren Freundeskreis beobachtet habe, kann ebenfalls der dritte Brustwirbel verantwortlich sein: ungleich große Brüste bei jungen Frauen. Es ist durchaus nicht ungewöhnlich, dass eine Brust etwas größer ist als die andere, aber hier handelte es sich um eine ganze Körbchengröße! Junge Frauen, die unter diesem „Problem“ leiden und sich vielleicht sogar schon Adressen von Schönheitschirurgen besorgt haben, sollten es erst einmal mit einer Behandlung des dritten Brustwirbels versuchen.

Läuft Ihnen ab und an die Galle über...

Das liegt möglicherweise an einem nicht korrekt sitzenden ***vierten Brustwirbel***. Die Galle ist eine Flüssigkeit, die in der Leber gebildet und in der Gallenblase gespeichert wird. Ihre Aufgabe besteht darin, bei der Fettaufspaltung der Nahrung mitzuwirken, indem sie – je nach Bedarf – mehr oder weniger Sekret zur Verfügung stellt. Natürlich läuft sie nicht wirklich über. Diesen Ausdruck verdanken wir wieder einmal den alten Griechen, die der Ansicht waren, Krankheiten würden von einem Ungleichgewicht verschiedener Säfte ausgelöst. Wenn ein Mensch aufbrausend, cholerisch und jähzornig war, glaubte man, er habe zu viel grüne Galle.

Auch der Volksmund kennt das noch: „Mir läuft die Galle über" oder „Da kommt einem ja die Galle hoch" heißt: Man(n) ist wütend, hat sich schrecklich geärgert und so weiter. Tatsache ist, dass die Galle häufig Probleme verursacht, bei Frauen eher als bei Männern und bei bestimmten Frauen ganz besonders häufig. In der Medizin spricht man ein wenig salopp von den „vier F": Female (weiblich), Forty (vierzig und darüber), Fat (übergewichtig), Fertile (durch Fruchtbarkeit beziehungsweise viele Schwangerschaften).

Gallenprobleme können irgendwann in Gallensteine und schließlich in eine Gallenkolik ausarten – und das ist wirklich keinem zu wünschen. Die Schmerzen sind der Vorhof zur Hölle. Zum Glück leben die meisten Menschen, die Gallensteine haben, ein Leben lang symptomlos mit ihnen. Gallenprobleme treten in der Regel nach dem Essen auf, besonders wenn dieses sehr reichhaltig und fett war. Dann reichen die produzierten Gallensäuren nicht mehr aus, um die Nahrung aufzuspalten, und es kommt zu dem typischen Druckgefühl unter dem rechten Rippenbogen. Spätestens jetzt wird es Zeit, einen guten Dorn-Therapeuten aufzusuchen und ihn prüfen zu lassen, ob der vierte Brustwirbel an Ort und Stelle sitzt und ob er nicht vielleicht der Auslöser für die Unterfunktion der Galle ist.

Letzte Woche habe ich eine Patientin behandelt, die gerade von einer Magenspiegelung kam. Ihr war immer noch übel vom geschluckten Kontrastmittel und der ganzen Aufregung, „die mir ja ohnehin immer auf die Galle schlägt", wie sie es ausdrückte. Vom vierten bis zum siebten Brustwirbel hatte sie eine ausgeprägte Blockade nach links, die Muskulatur war steinhart. Ich hatte gut zu tun, aber da die Magensonde nichts ergeben hatte, war ich sicher, dass die Beschwerden der Patientin nur hier behoben werden konnten. Drei Tage später rief sie an und berichtete ganz glücklich, dass sie seit dem „Rumgedrücke" keine Probleme mehr hatte.

Also, wenn Sie Fett schlecht vertragen und öfter einen unangenehmen Druck unter dem rechten Rippenbogen verspüren – versuchen Sie nicht, es auf Dauer mit dem „berühmten Verdauungsschnaps" zu kurieren. Die Dorn-Methode ist effektiver und gesünder.

... oder eine Laus über die Leber?

Der ***fünfte Brustwirbel*** hat als Zielorgan die Leber, die größte Drüse im menschlichen Körper und auch die „gutmütigste". Was sie so alles wegsteckt, ohne auch nur ein bisschen weniger gut zu funktionieren, verdient wirklich allerhöchsten Respekt. Alles, was Sie tagtäglich zu sich nehmen, schwer verdauliche Mahlzeiten, Alkohol in toxischen Dosen, Medikamente und so weiter, muss Ihre Leber verstoffwechseln. Daß heißt, sie muss dafür sorgen, dass giftige Substanzen den Körper wieder verlassen können, ohne allzu viel Schaden anzurichten. Sie baut Hormone ab, bildet Galle, speichert Eisen, stellt alle „Zutaten" für die Blutgerinnung her und ist maßgeblich am Kohlehydrat-, Eiweiß- und Fettstoffwechsel beteiligt. Das ist keine leichte Aufgabe und sie wird noch zusätzlich erschwert, wenn der die Leber versorgende Spinalnerv nicht richtig arbeiten kann.

Symptome, die Sie an eine Untersuchung denken lassen sollten, sind: ein Druckgefühl unter dem rechten Rippenbogen, ungewohnte Müdigkeit, niedriger Blutdruck, aber auch Blutarmut und Kreislaufschwäche.

Im Leberdermatom tritt außerdem sehr häufig die sogenannte „Gürtelrose" auf.

Diese Virusinfektion kann zwar überall am Körper ausbrechen, aber wie der Name schon sagt, zeigt sie sich oft im Gürtelbereich. Die sichtbaren Pusteln heilen in der Regel in ein paar Wochen aus und wenn dann nichts weiter passiert, haben Sie Glück gehabt. Aber leider ist das keineswegs immer der Fall. Gut ein Drittel aller Patienten leidet an einer „Post-Zoster-Neuralgie", wie die Mediziner diese heftigen Nervenschmerzen nennen, von denen man nicht so genau weiß, wie sie entstehen, und leider auch nicht, wie man sie beseitigen soll.

Ich habe mehr als einen verzweifelten Menschen gesehen, der nach einer Zosterinfektion – vor allem um das Auge – Schmerzen hatte, die ihm das Leben zum Martyrium machte. So weit muss es aber gar nicht erst kommen: Lassen Sie, wenn Ihnen die Diagnose „Gürtelrose" gestellt wurde, zusätzlich zu allen anderen schulmedizinischen Behandlungen Ihren Leberwirbel auf Blockierungen hin untersuchen. Ich habe in keinem einzigen Fall von Zoster, wo er auch aufgetreten ist, erlebt, dass der entsprechende Wirbel korrekt saß.

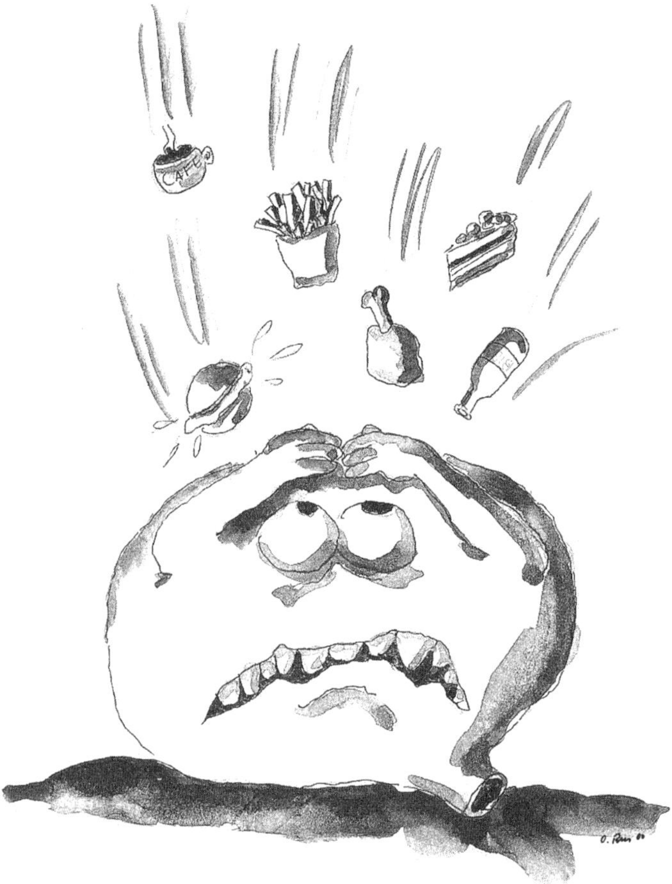
CAFE

Wer oder was liegt Ihnen im Magen?

Ständige Magenschmerzen und Kautabletten gegen Säurebildung gehören heute schon fast zur Standardausrüstung des berufstätigen Menschen. Denken Sie überhaupt noch darüber nach, warum Ihr Magen schmerzt, warum Sie „aufstoßen“ müssen oder Sodbrennen haben?

Viele Menschen scheinen ihren Magen für einen leeren Sack zu halten, in den man von oben etwas hineinwerfen kann und der dann zusehen muss, wie er damit fertig wird. Dabei kennt der Volksmund viele Begriffe, die auf die Sensibilität dieses Organs hinweisen: „Ihm ist etwas auf den Magen geschlagen“, „Mir liegt etwas im Magen“, „etwas nicht verdauen können“, „Es war wie ein Schlag in den Magen“, „Es dreht mir den Magen um“ und so weiter. Schauen wir uns dieses Organ also einmal etwas genauer an.

Der Magen ist ein Hohlorgan, bestehend aus Eingang, Körper und Ausgang. Sein Inneres ist mit der so genannten Magenschleimhaut ausgekleidet, in der sich verschiedene Drüsen befinden, die unter anderem für die Produktion von Magensäure verantwortlich sind.

Sein Fassungsvermögen beträgt bei einem ausgewachsenen Menschen etwa einen bis anderthalb Liter und genau diese Menge produziert der Magen innerhalb von 24 Stunden noch einmal an „Säften“. Das tut er ununterbrochen, unabhängig davon, ob Sie etwas essen oder nicht.

Die Magensäure muss stark genug sein, um auch Schwerverdauliches „kleinzukriegen“. Nun können Sie sich vielleicht vorstellen, welche Wirkung so genannte Nulldiäten haben.

Mangels Nahrung durchdringt die aggressive Säure irgendwann die Schutzwand der Magenschleimhaut und frisst buchstäblich Löcher hinein. Ein Magengeschwür ist die Folge! Während Sie noch kauen, arbeitet Ihr Magen bereits auf Hochtouren und es würde ihm sehr helfen, wenn Ihre Mahlzeiten einigermaßen „magenfreundlich“ wären, also leicht verdaulich, gut gekaut und nicht zu spät eingenommen.

Leicht verdaulich heißt in erster Linie nicht zu fett, denn damit hat der Magen die größten Probleme, weil er zur Aufspaltung von Fettmolekülen große Mengen an Enzymen benötigt und die Aufspaltung dennoch ziemlich lange dauert. Mit Eiweiß und Kohlehydraten tut er sich entschieden leichter. Das heißt: Mageres Fleisch, Gemüse, Reis, Kartoffeln und Nudeln sind dem Magen sehr viel lieber als Schweinshaxe mit fetter Soße und Pommes Frites.

"Gut gekaut ist halb verdaut“, sagt eine Volksweisheit und hat damit recht, weil die Verdauung bereits im Mund beginnt. Im Mund sorgen Enzyme dafür, dass beispielsweise Kohlehydrate bereits vorverdaut werden, damit der Magen später weniger Arbeit hat.

Nicht zu spät einnehmen sollten Sie Ihre Mahlzeiten, weil auch der Verdauungstrakt irgendwann Feierabend macht und dann liegt Ihnen das Essen buchstäblich wie ein Stein im Magen und lässt Sie nicht schlafen. Wenn er dann am nächsten Morgen erneut seine Tätigkeit aufnimmt, kommt schon wieder das Frühstück von oben.

Abgesehen von all dem ist der Magen auch noch ein „Gesundheitswächter“, der dafür sorgt, dass eventuell verdorbene Speisen oder gar Gifte keinen größeren Schaden in Körper anrichten. Die Salzsäure im Magen vernichtet einen Großteil der schädlichen Keime und Bakterien sobald die Nahrung im Magen ankommt.

Wenn Sie nach einer Mahlzeit vom Tisch aufstehen, kommt gerade der letzte Bissen durch die Speiseröhre in den Magen gerutscht und wird von den kräftigen Muskeln mit den verschiedenen Säften zu einem Einheitsbrei vermischt. Erst wenn all das geschehen ist, gibt der Magen den Chymus (so nennt man das, was auch aus der edelsten Delikatesse im Magen wird) schrittweise über den Zwölffingerdarm an den Dünndarm weiter. Hier erfolgt die weitere Aufspaltung, bis dann alles peu a peu in den Dickdarm gelangt, durch dessen Wände die verwertbaren Nährstoffe an den Organismus abgegeben werden. Schließlich wird noch die Flüssigkeit entzogen und der absolut unverdauliche Rest ausgeschieden.

Leider essen wir in unserer Fast-Food-Zeit häufig komplette Mahlzeiten, in denen fast nichts enthalten ist, was der Ernährung unserer Zellen dient. Fertiggerichte, Hamburger, Tütensuppen & Co. enthalten kaum noch Vitamine und Mineralstoffe und vor allem keine Ballaststoffe, welche die Darmbewegung aktivieren, dafür aber jede Menge „leere“, das heißt für den Körper nicht verwertbare Kohlehydrate und viel, viel Fett. Das alles wird möglichst im Stehen und fast unzerkaut mit einem Limonadengetränk runtergespült. Mahlzeit! Zum Glück ist der Magen sehr geduldig und es dauert eine ganze Weile, bis er uns die Folgen einer derart unüberlegten Ernährungsweise spüren lässt.

In diesem Zusammenhang fällt mir ein Werbespot ein, in dem ein gequälter Magen mit seinem Besitzer spricht und sich darüber beklagt, was ihm alles zugemutet wird. Leider wird ihm als Antwort auf seine Beschwerde nicht etwa eine vernünftige Ernährung und weniger Hektik zugesagt. Nein, er bekommt eine Magentablette, damit er noch ein Weilchen durchhält.

Wenn er es also ohnehin schon nicht leicht hat, wie viel schwerer wird es ihm dann wohl fallen, seine Tätigkeiten halbwegs aufrechtzuerhalten, wenn er auch noch durch einen blockierten ***sechsten Brustwirbel*** behindert ist? Seine Muskulatur wird behindert, Hormone, Enzyme etc. funktionieren auch nur auf „Befehl von oben“ und wie Sie ja schon wissen, ist die bei einer Blockade in jede Richtung behindert. Also ist es doch nur logisch, dass ein derart gequältes Organ irgendwann um Hilfe ruft.

Zuerst vielleicht noch leise und Sie verspüren lediglich ein leichtes Unwohlsein. Wenn Sie das dauerhaft ignorieren oder gar mit Tabletten oder Alkohol betäuben, wird er irgendwann deutlicher: Sie bekommen Magenschmerzen, eine Schleimhautentzündung – ein Magengeschwür. Das kann recht dramatische Ausmaße annehmen, wie sie eine meiner Patientinnen am eigenen Leibe erlebt hat.

Die sehr schlanke, fast schon magere junge Frau ernährte sich überwiegend von Salat und Diätgetränken. Aufkommenden Hunger betäubte sie mit Kaffee und Zigaretten.

Die ersten Warnsignale ihres Magens stellte sie mit Tabletten ab und erst als blutige Durchfälle auftraten, ging sie alarmiert zu ihren Hausarzt. Der verschrieb ihr weitere Medikamente, zu ihrer Unterernährung sagte er weiter nichts. Ein halbes Jahr später brach sie physisch und psychisch zusammen und musste eine ganze Weile stationär behandelt werden.

Irgendwann kam sie dann in meine Praxis, „weil sie auf gesunde Art dünn bleiben wollte“. Sie klagte über Verstopfung und Aufstoßen, außerdem hatte sie einen deutlich aufgeblähten Bauch, so mager sie ansonsten auch war. Eine Untersuchung ihrer Wirbelsäule ergab eine Rechtsskoliose vom vierten bis zum achten Brustwirbel, also fast über den gesamten Verdauungstrakt.

Die Patientin war anfangs nicht sehr kooperativ. Ihr ganzes Denken drehte sich ums Schlanksein. Gesunde Ernährung verband sie mit Gewichtszunahme und schlechtem Geschmack. Sie ist übrigens durchaus keine Ausnahme, denn die jüngere Generation lernt es kaum noch anders. Die Zeiten, in denen Mütter und Großmütter in der Küche standen und kochten, sind vorbei. Mütter und Großmütter sind heute berufstätig und kochen tut die Mikrowelle oder die berühmte Fast-Food-Kette. Über gesunde Ernährung informiert man sich allenfalls im Rahmen eines „Abspeck-Programms". Es war ein hartes Stück Arbeit, die junge Dame zur Mitarbeit zu bewegen, aber wir kamen voran.

Durch die Behandlung ihrer Brustwirbelsäule verschwand als erstes der aufgeblähte Bauch und das stimmte sie bereitwilliger. Auch ihre Verdauung normalisierte sich nach der dritten oder vierten Behandlung wieder. Es bereitete ihr jedoch immer noch Schwierigkeiten, regelmäßig und in Ruhe zu essen und nach jeder Mahlzeit bekam sie Sodbrennen. Die eigentliche Dorn-Behandlung dauerte jeweils etwa fünfzehn Minuten, aber sie war immer eine Stunde bei mir und wir redeten über „Gott und die Welt", über Gesundheit und Krankheit, Modetrends und Ernährung. Irgendwann begann sie damit, „ihre" Übungen an der Türkante zu machen, um die „blöden Wirbel gerade zu kriegen" und hatte damit nach und nach auch Erfolg.

Nach knapp sieben Monaten hatte sie keine Beschwerden mehr und eine Menge über gesunde Ernährung gelernt. Sie aß immer noch zu wenig, achtete aber immerhin darauf, dass das Wenige zumindest die Bezeichnung „Nahrung" verdiente. Zwischenzeitlich hat sie geheiratet und ist Mutter einer Tochter geworden. Als sie das erste Mal mit dem Baby in meine Praxis kam, sah sie richtig gut aus: immer noch sehr schlank, aber nicht mehr so verhungert und ohne eine einzige ihrer alten Beschwerden.

Natürlich waren die starke Skoliose und die schlechte Ernährung nicht die einzigen Gründe für den schlechten Gesundheitszustand dieser jungen Frau. Auch die Psyche und ihre Meinung über sich selbst, wie viel oder wie wenig wert sie sich war und so weiter trugen das ihre bei. Daher sollte sich ein guter Dorn-Therapeut genügend Zeit nehmen, um auch die seelischen „Blockierungen" wieder ins Lot zu bringen.

Von den Patienten, die mit Magenbeschwerden in meine Praxis kommen, haben höchstens zwanzig Prozent keine Blockade im Bereich des vierten bis sechsten Brustwirbels.

Ich weiß nicht, was Ihr freundlicher Arzt oder Apotheker gegen Magenprobleme empfiehlt. Ich empfehle eine Untersuchung Ihrer Wirbelsäule nach Dorn und eine magenfreundlichere Ernährung.

Eine Blockade des ***siebten Brustwirbels*** kann ganz ähnliche Beschwerden verursachen. Der hier austretende Spinalnerv versorgt den Zwölffingerdarm, den etwa dreißig Zentimeter großen Beginn des Dünndarms, in dem Hormone dafür sorgen, das der Nahrungsbrei weiter verarbeitet werden kann. Außerdem „weiß" der Zwölffingerdarm, wenn Chymus bei ihm ankommt, dass der Magen seine Aufgabe für diesmal erledigt hat und produziert ein Hormon, das die Magenbewegungen und die Säftebildung reduziert. Gleichzeitig werden Gallenblase und Bauchspeicheldrüse darauf vorbereitet, ausreichend Enzyme für die auf sie zukommende Arbeit zu produzieren. Das alles funktioniert, ohne dass Sie einen Gedanken daran verschwenden müssen. Dafür sorgt das autonome Nervensystem, so man es denn lässt. Wenn nämlich der Spinalnerv dieses Organs in seiner Arbeit behindert ist, kann er die Befehle, die er erhält, nur unvollkommen ausführen und sein Zielorgan reagiert mit den beschriebenen Symptomen.

Während sich Probleme mit dem Magen häufig direkt nach der Nahrungsaufnahme oder gar als Dauerschmerz bemerkbar machen, deutet der typische „Nüchternschmerz“ eher auf den Zwölffingerdarm hin. Erzählen Sie Ihrem Dorn-Therapeuten alles, was Sie an sich selbst beobachtet haben. Er oder sie wird dann sehr sorgfältig nach Blockaden am entsprechenden Wirbel suchen und diese beseitigen. In der Regel verschwinden die Symptome innerhalb einer Woche nach der Behandlung – ein Zeichen dafür, dass das Organ wieder störungsfrei arbeiten kann.

Die Milz – das unterschätzte Organ

Der ***achte Brustwirbel*** hat Einfluss auf ein oft unterschätztes Organ: die Milz. Sie ist nicht besonders groß, wiegt nur 150 Gramm und liegt ziemlich versteckt hinter dem Magen und unter dem Zwerchfell links im Bauchraum. Sie arbeitet Tag und Nacht für unseren Schutz und unser Wohlbefinden, ohne dass wir ihre Existenz überhaupt bemerken. Soweit ich weiß gibt es über jedes andere Organ mehr Volksweisheiten als über sie. Bekannt ist mir nur eine und die ist wirklich nicht empfehlenswert: Zwischen Leber und Milz passt immer noch ein Pils.

In der Tat kann man auch ohne Milz leben und wenn sie beispielsweise durch einen Unfall gerissen ist, muss man sie entfernen, keine Frage. Es wäre jedoch ein folgenschwerer Irrtum, daraus abzuleiten, sie sei nutzlos.

Die Milz gehört zu den so genannten lymphatischen Organen und erfüllt wichtige Aufgaben im Blutkreislauf. Zunächst überprüft sie die roten Blutkörperchen auf ihre Funktionstüchtigkeit. Sie kontrolliert, ob diese ihre Aufgaben, beispielsweise das Transportieren von Sauerstoff und Eisen, noch ausreichend erfüllen oder ob sie bereits zu alt sind. Wenn letzteres der Fall ist, werden die betreffenden roten Blutkörperchen eliminiert. Dabei stellt die

Milz auch fest, ob Zellen entartet sind, was später zu einer Tumorerkrankung oder zu Blutkrebs führen könnte. Außerdem speichert sie Thrombozyten, spezielle Zellen, die für eine schnellere Blutstillung im Fall einer Verletzung sorgen, und gibt sie im Bedarfsfall schnell an den Organismus ab. Doch damit nicht genug. Sie erkennt auch kleine Blutgerinnsel, die sich in einem Blutgefäß ansetzen und dieses verstopfen könnten, und löst sie auf.

Die Milz ist aber auch selbst sehr stark durchblutet und speichert große Mengen Blut. Dieser Umstand wird ihr zum Verhängnis, wenn sie verletzt wird. Denn dann entsteht eine unstillbare Blutung, die nur durch die Entfernung des Organs gestoppt werden kann. Vielleicht ist dadurch in unserer Ex-und-Hopp-Gesellschaft der Eindruck entstanden, die Milz sei etwas, was man eigentlich nicht braucht. Und was man nicht braucht, kann man ja gleich rausschmeißen.

Einigen wir uns darauf: Im Notfall kann man ohne Milz leben, aber mit ihr lebt man entschieden ruhiger, besonders dann, wenn ihre Tätigkeit nicht durch einen blockierten achten Brustwirbel behindert ist.

Auch das Zwerchfell wird von diesem Brustwirbel innerviert. Wenn Sie also öfter unter Schluckauf leiden, sollten Sie sich dringend von einem Dorn-Therapeuten untersuchen lassen.

Eine weitere, gar nicht so selten auftretende Krankheit, die eigentlich gar keine ist, wird vom achten Brustwirbel beeinflusst: das Rhoemheld-Syndrom. Kennen Sie nicht? Vielleicht doch!

Sie haben ausgiebig, gut und spät gegessen und sitzen nun satt und müde in ihrem bequemsten Sessel. Plötzlich beginnt Ihr Herz zu rasen, Sie bekommen kaum noch Luft, Todesangst macht sich breit. Sie laufen im Zimmer auf und ab, reißen die Fenster auf und während Sie noch überlegen, ob sie einen Herzinfarkt erleiden und den Notarzt alarmieren sollten, geht es Ihnen schon ein wenig besser. Sie müssen kräftig „rülpsen" und auch aus dem Darm entweichen heftige Winde. Nach einer Weile ist alles wieder, als sei nichts gewesen. Dennoch gehen Sie vorsichtshalber am nächsten Tag zu Ihrem Hausarzt und lassen einen gründlichen Check-up machen, der nichts Verdächtiges ergibt.

Nun könnte es natürlich sein, dass sie eine Blockade am zweiten Brustwirbel haben, von dem Sie ja schon wissen, dass er Infarkt-ähnliche Symptome verursachen kann. Wahrscheinlicher ist jedoch, dass Ihr achter Brustwirbel stark blockiert ist.

Stellen Sie sich Folgendes vor: Die sehr spät eingenommene Mahlzeit liegt im warmen Magen und gärt so langsam vor sich hin. Der Verdauungstrakt hat längst Feierabend gemacht und bereits auf Nachtruhe umgestellt. Gärung erzeugt aber nun einmal Gase und die entfalten sich nach und nach reichlich in Ihrem Inneren. Langsam drängen sie das Zwerchfell nach oben, dorthin, wo Ihr Herz liegt, das sich zusammenziehen und wieder ausdehnen können muss, um seinen Aufgaben zu erfüllen. Ihr Sitzen im bequemen Sessel verschärft die Situation weiter, weil Sie vollkommen zusammengesunken sind und damit den Raum für die Organe weiter einschränken. Schließlich kommt es zu den beschriebenen Symptomen und Ihnen wird wirklich Angst und Bange. Sie springen auf und beginnen Ihre Wanderung durch das Zimmer. Dadurch gibt es schon mal ein bisschen mehr Platz in ihrem Inneren, die Bewegung sorgt dafür, dass Luft nach allen Richtungen entweichen kann, und das Öffnen des Fensters bringt Sauerstoff in Ihren gepeinigten Organismus. Allmählich können Sie wieder durchatmen und die Panik lässt nach.

Möglicherweise tritt das Roemheld-Syndrom auch einmal auf, ohne dass eine Blockade des achten Brustwirbels vorliegt, auch wenn ich das noch nie erlebt habe. Wenn Sie unter den oben genannten Beschwerden leiden, sollten Sie diesen Brustwirbel auf jeden Fall untersuchen lassen und außerdem darauf achten, dass Sie Ihre letzte Mahlzeit nicht zu spät einnehmen. Wenn Sie dennoch hin und wieder zu spät und zu üppig essen, lassen Sie Ihren Sessel am besten noch ein bisschen warten, überwinden den „inneren Schweinehund“ und gehen noch ein Viertelstündchen zügig spazieren. Danach werden Sie sich entschieden wohler fühlen.

Eine knapp siebzigjährige Patientin, die in unregelmäßigen Abständen meine Praxis aufsucht, bietet ein gutes Fallbeispiel. Besonders auffallend an ihr sind zwei Dinge: Sie ist ungewöhnlich nervös und sie hat einen auffallend großen Busen. Dabei ist sie eher klein und um die Taille noch recht schlank. Als sie das erste Mal in meine Praxis kam, klagte sie über einen „entsetzlichen Druck“, der sich wie ein Reifen um ihren Körper legte. Er nahm ihr die Luft zum Atmen, jede Bewegung tat ihr weh und außerdem hatte sie sehr häufig mit Schluckauf zu kämpfen. Während sie ihre Symptome schilderte, „hüpfte“ sie ununterbrochen auf ihrem Stuhl hin und her, war ständig in Bewegung, redete mit ausgeprägter Gestik und Mimik und außerdem so schnell, dass sie halbe Sätze verschluckte. Ich fragte sie nach ihren Essgewohnheiten. Sie berichtete, dass sie, weil sie seit einigen Jahren geschieden war, nur noch unregelmäßig und nur noch selten im Sitzen aß. Alles, was sie tat, tat sie schnell und unkonzentriert.

Die körperliche Untersuchung ergab eine deutliche Skoliose im Bereich der Brustwirbel sieben bis neun, die ich ausgiebig behandelte. Es war der Patientin sehr peinlich, dass ihr während der Behandlung Luft entwich und sie laut und deutlich aufstoßen musste.

Ich nahm das als Beweis für meine Vermutung, dass diese Frau allein schon beim Reden ständig Luft schluckte, die sich in ihrem Magen und in den Därmen sammelte. Dadurch geriet ihr Zwerchfell „unter Druck“, was sich unter anderem mit häufigem Schluckauf bemerkbar machte. Das „Reifengefühl“ um die Brust kam dadurch zustande, dass alle Organe ständig zusammengepresst wurden. Bedingt durch ihren sehr großen Busen, wurde sie ohnehin nach vorn gezogen, was den Brustraum zusätzlich verengte. Weder ihr Herz noch ihr Zwerchfell hatten genügend Raum zur Entfaltung. Das und die Skoliose im entsprechenden Wirbelbereich reichten aus, um ihre Beschwerden zu erklären.

Ich zeigte ihr ein paar Selbsthilfeübungen und erklärte ihr ihre Symptome. Ruhiger geworden ist sie bis heute noch nicht, aber sie leidet nicht mehr unter Schluckauf und das „Reifengefühl“ war bereits nach der ersten Behandlung verschwunden. Als es nach etwa einem Jahr noch einmal auftrat, reichte eine Dorn-Behandlung aus, um es endgültig zum Verschwinden zu bringen.

Der ***neunte Brustwirbel*** beeinflusst die Nebennieren. Die Nebennieren produzieren und steuern zahlreiche Hormone, von denen die bekanntesten sicherlich das Cortison und das Adrenalin sind. Wussten Sie, dass Ihr Körper Cortison produziert? Glücklicherweise tut er das und heilt damit vieles, ohne dass es Ihnen überhaupt bewusst werden muss. Tag und Nacht fallen in unserem Organismus „Reparaturarbeiten“ an, die der Körper völlig autonom erledigt. Kleine Blutungen, kleinste Verletzungen, bis hin zu Zellentartungen. Ohne diesen „eingebauten Selbstheilungsmechanismus“ wäre es um unser Überleben im Evolutionsprozess sicherlich sehr schlecht bestellt gewesen. Wenn die Funktion der Nebennieren durch eine Blockade am neunten Brustwirbel auch nur leicht eingeschränkt wird, bleibt das auf Dauer nicht ohne Folgen. Auch bei Hauterkrankungen aller Art kann eine Überprüfung des neunten Brustwirbels angebracht sein, denn vielleicht sind sie auf eine gestörte Hormonfunktion zurückzuführen.

Das geht ganz schön an die Nieren

Der ***zehnte Brustwirbel*** hat die Nieren als Zielorgane und ist damit lebenswichtig.

Die Nieren, ein sogenanntes „paariges Organ", sind ebenso wie Blase, Lunge und Dickdarm Ausscheidungsorgane. Sie sorgen dafür, dass Gift und Schadstoffe sowie alles, was der Körper nicht mehr benötigt, weitgehend ausgeschieden werden kann. Angesichts ihrer gewaltigen Aufgabe sind die Nieren relativ klein, dafür aber höchst funktionell aufgebaut. Sie arbeiten wie „intelligente Filter". Durch beide Nieren fließt ununterbrochen, 24 Stunden am Tag, 365 Tage im Jahr, ein ganzes Menschenleben lang unser Blut. Und das nicht nur einmal täglich – nein, gleich sechzigmal durchlaufen etwa drei Liter Plasma diesen Kreislauf und werden dort gereinigt. Die Nieren wissen genau, welche Stoffe aus dem Blut ausgefiltert werden müssen, um dann mit dem Urin ausgeschieden zu werden, und was noch verwertbar ist, also wieder ins Blut zurückgebracht werden muss.

Aus den ausgeschiedenen „harnpflichtigen Substanzen" lassen sich bei einer Untersuchung wichtige Rückschlüsse auf die Funktionsfähigkeit und auf eventuelle Erkrankungen der Nieren ziehen. Der Eiweißstoffwechsel ist ein besonders wichtiger Parameter: Harnsäure, Harnstoff und Kreatinin geben wichtige Hinweise auf mögliche Stoffwechselerkrankungen, zum Beispiel Gicht. Aber die Nieren tun noch mehr, sie eliminieren – genau wie die Leber – Gifte, die aus der Nahrung und aus der Umwelt in den Körper gelangen, und sie regeln die Zusammensetzung und Menge bestimmter Elektrolyte wie Natrium, Kalium, Calcium, Magnesium, Phosphor und Chlorid. Außerdem regulieren sie den so genannten „osmotischen Druck", den Flüssigkeitsgehalt innerhalb und außerhalb der Zellen. Da unser Körper zu 75 Prozent aus Wasser besteht und jede einzelne Zelle wiederum zu 50 Prozent, ist dies eine lebenswichtige Aufgabe. Weiterhin kontrollieren die Nieren den Säure-Basen-Haushalt im Organismus und produzieren eigene Hormone, die maßgeblich an Blutdruck und Blutbildung beteiligt sind.

Vielleicht haben Sie ja noch nie über Ihre Nieren nachgedacht, aber wenn Sie sich das oben Genannte einmal so richtig durch den Kopf gehen lassen, verstehen Sie sicherlich, dass eine eingeschränkte Nierenfunktion nicht ohne Folgen für den Organismus bleiben kann. Wassereinlagerungen, Hauterkrankungen, chronische Müdigkeit, verursacht durch Giftstoffe, die den Körper nicht verlassen können, Stoffwechselentgleisungen und hoher Blutdruck gehören dazu. Schlimmstenfalls bricht die Nierentätigkeit völlig zusammen. Dann muss der Patient zur Dialyse, wo sein Blut durch eine „künstliche Niere" geleitet und dort gereinigt wird.

Eine Blockade des zehnten Brustwirbels wird sicherlich nicht zum völligen Erliegen Ihrer Nieren führen, aber meist kommt noch einiges hinzu, was es den Nieren sehr schwer macht, ihre vielfältigen Aufgaben zu erfüllen. Bei Frauen ist das zum Beispiel der Flüssigkeitsmangel, unter dem Männer weniger leiden, weil sie lieber trinken. Frauen haben damit ihre Probleme und ich höre immer wieder die tiefen Seufzer (auch meine eigenen), wenn ich auf einer Erhöhung der Trinkmenge bestehe.

Es ist aber eine einfache Tatsache, dass kein Filter ohne Druck funktioniert, und wenn nicht genügend Flüssigkeit im Blut ist, fällt es auch den Nieren schwer, das Blut durch die vielen kleinen und kleinsten Röhrchen in ihrem Innern zu pressen. Darüber hinaus dient Wasser auch als Lösungsmittel für fast alle Substanzen und bietet eine Isolation für den Körper, weil es Wärme nur langsam aufnimmt und ebenso langsam wieder abgibt. Auf diese Weise trägt es dazu bei, die Körpertemperatur konstant zu halten. Außerdem ist Wasser der Hauptbestandteil des Schleims, der sich zum Beispiel in der Nase, im ganzen Verdauungstrakt, in den Sexualorganen und so weiter befindet. Schleim in ausreichender Menge schützt vor eindringenden Bakterien und Viren und hilft, Erreger schneller wieder loszuwerden. Sie können also kaum genug Wasser trinken. Mit jedem Glas machen Sie Ihrer Niere das Leben leichter, vorausgesetzt natürlich, Ihre Gesundheit lässt das noch zu. Bei schweren Herzfehlern und einigen anderen Erkrankungen ist das nicht mehr durchführbar.

Wenn ich hier von Wasser spreche, meine ich auch Wasser und nicht einfach nur Flüssigkeit. Kaffee und Tee zählen zum Beispiel nicht. Im Gegenteil, sie entziehen den Zellen Wasser! Das ist auch der Grund, warum man nach dem Genuss von Kaffee so häufig „laufen“ muss. Auch die beliebten „Limonadengetränke“ sind nur „leere Kalorien“ und enthalten keine lebensnotwendige Flüssigkeit, ebenso wenig wie Alkohol in jeder Form.

Das soll keineswegs heißen, dass Sie all diese Getränke auf ewig meiden müssen. Sie sollten sie nur als das betrachten, was sie sind: Genussmittel und keine „Lebensmittel“. Nicht einmal das als so gesund gepriesene Mineralwasser ist immer richtig.

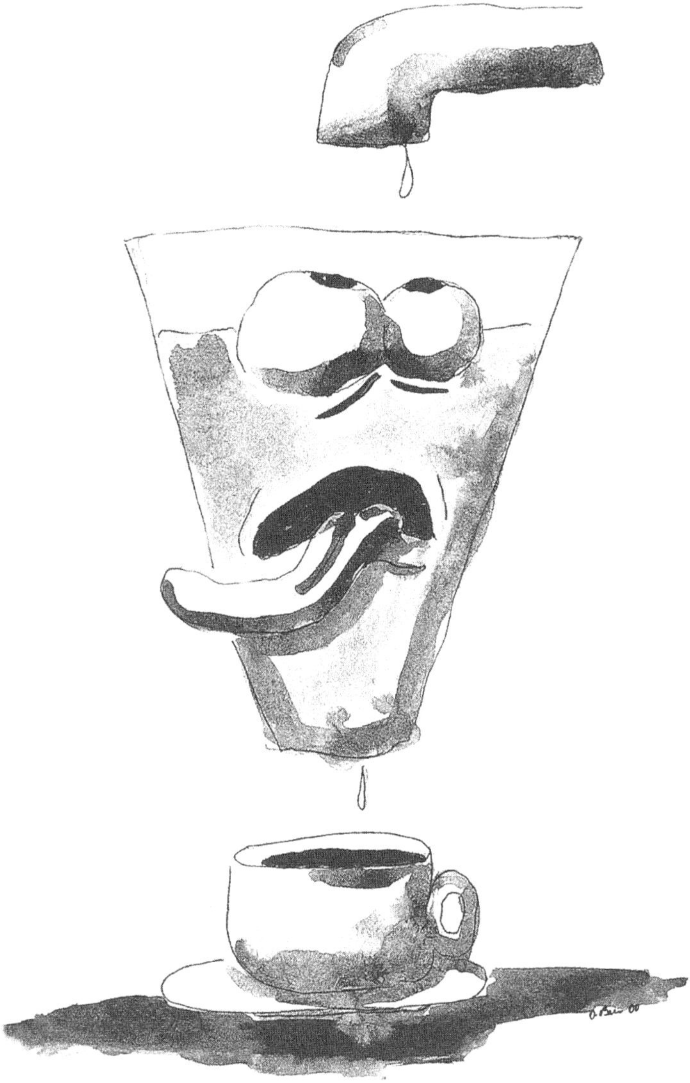

Alle Sorten Mineralwasser enthalten Elektrolyte, die der Organismus nur bis zu einer ganz bestimmten Menge gebrauchen kann, und die ist ziemlich gering. Den Rest müssen die Nieren wieder ausscheiden, was ihnen nur zusätzliche Arbeit macht.

Ähnlich problematisch ist der Calcium-Wahn unserer Zeit. Allen möglichen Nahrungsmitteln wird Calcium zugesetzt, denn schließlich soll es doch vor Osteoporose schützen und überhaupt so gesund sein. Das ist nicht ganz richtig. Natürlich wird Calcium im Körper zum Aufbau von Knochen und Zähnen benötigt und natürlich spielt es eine entscheidende Rolle bei bestimmten Nerven- und Muskelreaktionen. Aber es gibt ein Hormon in unserem Körper, das darüber entscheidet, wie viel Calcium der Körper gerade benötigt und wie viel die Nieren demnach „zurückhalten" müssen. Wenn dieser Bedarf gedeckt ist, wird der Rest ausgeschieden. Der Calcium-Bedarf liegt aber nicht im Kilogrammbereich und noch nicht einmal im Grammbereich, sondern beträgt ganze 2,3 mmol/l. Daher reicht die ganz normale Nahrung in der Regel völlig aus, um ihn zu decken. Eine Scheibe Käse, ein Joghurt – das genügt. Alles was Sie zusätzlich einnehmen, muss über die Nieren ausgeschieden werden – unnötige Arbeit. Da auch Mineralwasser Calcium enthält, genügen zwei Gläser Mineralwasser am Tag völlig. Ihren weiteren Flüssigkeitsbedarf sollten sie mit „normalem Wasser" oder Früchtetee decken.

Nun werden Sie mir vielleicht entgegenhalten, dass ja wirklich viele Menschen, vor allem Frauen, im Alter Osteoporose bekommen und dass davor nur Calcium schützt. Genau das versucht die Pharmaindustrie Ihnen weiszumachen, aber auch das stimmt so nicht. Wenn bei Ihnen Osteoporose festgestellt worden ist, also eine „Entkalkung des Knochens", dann liegt das nicht daran, dass

Sie zu wenig Calcium im Körper haben, sondern daran, dass Ihr Körper es nicht schafft, das aufgenommene Calcium dorthin zu bringen, wo es gebraucht wird, in die Knochen und Zellen. Häufig beginnt dieser Prozess mit dem Klimakterium und daher liegt es nahe, die nachlassende Produktion von Östrogen dafür verantwortlich zu machen. In diesem Zusammenhang ist jedoch zu bedenken, dass die Östrogenproduktion keineswegs von heute auf morgen vollkommen eingestellt wird und der Körper gänzlich ohne Östrogen auskommen muss. Außerdem wird dieses Hormon im Fettgewebe gespeichert und erst nach und nach wieder abgegeben. So betrachtet sind ein paar „Pölsterchen" also durchaus gesund. Auf jeden Fall ist es des „Guten" zuviel getan, wenn man allen Frauen ab Mitte Vierzig zur Vorbeugung gegen Osteoporose Östrogen verabreicht, denn nicht jede Frau leidet an einer Calciumverwertungsstörung und selbst wenn, ist diese oft lange nicht so schlimm, dass hormonal eingegriffen werden muss.

Vergessen Sie bitte nicht, dass auch Ihre Wirbelsäule und die Spinalnerven Einfluss auf die Hormone haben. Lassen Sie einen Dorn-Therapeuten überprüfen, ob die entsprechenden Wirbel blockiert sind. Der zehnte Brustwirbel ist sehr häufig blockiert und die Hinweise darauf finden sich selten im „Nierenbereich", sondern äußern sich eher in Müdigkeit, Hauterkrankungen und Wassereinlagerungen (Tränensäcke, geschwollene Knöchel und so weiter).

Auch der ***elfte Brustwirbel*** ist den Nieren und den ableitenden Harnwegen zugeordnet. Daher gilt das oben Gesagte weitgehend auch für ihn. Vor allem Hauterkrankungen, Akne, Neurodermitis, raue, unreine Haut und Furunkel können auf eine Blockade dieses Wirbels hinweisen. Die Haut ist nicht nur das größte Organ, sie ist auch ein Ausscheidungsorgan, ebenso wie die Nieren. Wenn die Nieren ihre Arbeit nicht bewältigen, zum Beispiel weil es an Wasser fehlt oder weil der entsprechende Wirbel blockiert ist, muss die Haut einspringen. Sie versucht, die Entgiftungsfunktion der Niere zu übernehmen und reagiert mit vielfältigen sichtbaren Erkrankungen. Manchmal riecht der betroffene Mensch auch nur „eigenartig“ und versucht das mit Hilfe von Parfum oder Deorollern zu unterdrücken.

Die Schulmedizin rückt solchen Problemen meist da „zu Leibe“, wo man sie auf den ersten Blick erkennen kann: auf der Haut. Salben mit und ohne Cortison sollen die Krankheit heilen, die eigentlich gar keine ist. Es ist allenfalls ein Versuch des Körpers, sich selbst zu heilen. Darin wird er nun nicht unterstützt, sondern im Gegenteil noch behindert. Ist es verwunderlich, dass die Erfolge einer solchen Behandlung mehr als dürftig sind?

Ich behandle alle Hauterkrankungen und sämtliche Allergien zunächst mit einer Untersuchung der Wirbelsäule nach Dorn, wobei ich besonders auf die ausleitenden Wirbel achte. Dabei ist noch nie vorgekommen, dass ich nicht mindestens eine massive Blockade gefunden hätte. Die Erfolge sind bei konsequenter Therapie ausgesprochen gut. Allerdings gehört eine längere Behandlung und häufig eine Umstellung alter Ernährungsgewohnheiten immer mit dazu. Das heißt übrigens nicht, dass sich die Betreffenden nur noch von Wasser und Rohkost ernähren müssen. Manchmal sind es nur Kleinigkeiten, die geändert werden müssen, und in einigen Fällen führt bereits einfache Aufklärung zur Einsicht.

Eine Blockade des ***zwölften Brustwirbels*** kann ein sehr „anrüchiges“ Leiden verursachen: Blähungen und einen Bauch, der sich wie aufgeblasen anfühlt. Der zwölfte Brustwirbel hat den Dünndarm als Zielorgan, was diese

Symptome vielleicht erklärt. Er gilt auch als Kreislaufwirbel und seine Behandlung macht immer dann Sinn, wenn sich Menschen schlapp, müde und antriebslos fühlen, ohne dass sich eine andere organische Ursache dafür finden ließe.

Ich hatte eine sehr junge Frau als Patientin, die sehr schlank war – bis auf den Unterbauch, der wirklich deutlich hervorstand. Sie war sehr unglücklich über diese Tatsache, zumal ihr Freund sie deswegen häufig kritisierte. Ob er der richtige Mann für sie war, sei dahingestellt, aber dass sie unter diesem Bauch litt, konnte ich gut nachvollziehen. Es war schon alles untersucht worden, was als Ursache dafür vielleicht infrage gekommen wäre, der Darm war saniert, ein Tumor ausgeschlossen worden. Also, der zwölfte Brustwirbel! Er war in der Tat stark blockiert und auch die beiden Nierenwirbel waren nicht im Lot.

Nach der ersten Behandlung erzählte sie von starken Blähungen, die „schmerzhaft und laut" gewesen seien und fast die ganze Woche angehalten hätten. Mehr hatte sich nicht getan. Nach der zweiten Behandlung traten die Blähungen nicht mehr auf, aber weil sie nun mehr Flüssigkeit aufnahm, musste sie viel häufiger auf die Toilette als sonst. Die dritte und die vierte Behandlung brachten keine weiteren Resultate und erst nach der siebten Behandlung wurde der geblähte Bauch sichtlich flacher. Meine Patientin war begeistert und noch heute, wenn ich sie zufällig einmal treffe, lacht sie und „lupft" ihren Pullover, damit ich ihren schönen Bauch bewundern kann.

Damit ist das Kapitel über die Brustwirbel abgeschlossen, wobei ich keinen Anspruch auf Vollständigkeit erhebe. Es ist durchaus möglich, dass Sie Beschwerden haben, die hier nicht aufgeführt wurden und deren Ursache dennoch in der Blockade eines Brustwirbels zu suchen ist. Es ist auch möglich, dass Sie eine ganze Reihe von Beschwerden haben, die irgendwie nicht so recht zueinander passen wollen. Dann kann es sein, dass verschiedene Wirbel über- beziehungsweise untereinander zur selben Seite hin blockiert sind und Sie eine sogenannte Skoliose haben. Eine Untersuchung bei einem versierten Dorn-Therapeuten wird das zeigen.

Kapitel 6
Die Lendenwirbelsäule

Brust- und Lendenwirbelsäule gehen natürlich ebenso nahtlos ineinander über wie Hals- und Brustwirbelsäule. Leider, möchte ich fast sagen, denn nur so ist es möglich, dass durch die Fehlstellung eines Gelenkes oder eines Wirbels unter Umständen der gesamte Rest in Mitleidenschaft gezogen wird. Gleichzeitig ist das natürlich auch die Erklärung dafür, warum Ursache und Symptom einer Krankheit an vollkommen verschiedenen Orten auftreten können.

Nehmen wir als Beispiel gleich den ***ersten Lendenwirbel***, dessen Zielorgan der Dickdarm ist. Seine Blockade löst keineswegs nur Beschwerden im Darmbereich aus, sondern kann beispielsweise auch heftige Kopfschmerzen verursachen. Das wird verständlicher, wenn Sie den Darm als Ausscheidungsorgan betrachten, der mit dafür sorgen soll, dass toxische Substanzen, nicht verwertbare Nahrungsreste und so weiter den Körper möglichst schnell wieder verlassen können.

Ich weiß nicht, wie viele Milliarden jährlich allein in Deutschland für Abführmittel ausgeben werden, nur damit dieses Organ seine Aufgabe erfüllen soll. Dass es dies nicht oder nur unzureichend tut, liegt sicherlich an verschiedenen Faktoren wie Flüssigkeitsmangel, faserstoffarmer Ernährung, Bewegungs- und Zeitmangel, aber ein blockierter erster Lendenwirbel trägt fast immer seinen Teil dazu bei. Da ich einige Erfahrung in der Behandlung von „verstopften“ Patienten habe, liegt mir daran, mit einigen Irrtümern aufzuräumen.

Irrtum Nummer 1

Man muss täglich müssen.

Das stimmt nicht. Was „normal“ ist, bestimmt Ihr Wohlbefinden. Ob Sie also täglich zweimal oder nur wöchentlich dreimal das stille Örtchen aufsuchen – „normal“ ist beides.

Irrtum Nummer 2

Wenn ich täglich muss, ist meine Verdauung in Ordnung.

Leider nein, denn nicht nur die Häufigkeit, sondern vor allem auch die Konsistenz des Stuhls entscheidet über „in Ordnung“ oder nicht. Wenn Ihr Stuhl breiig, pastenartig, dünnflüssig oder faulig stinkend ist, stimmt hier auch bei täglicher Entleerung etwas nicht. Das gleiche gilt für zu harten Stuhl, den Sie nur unter größter Anstrengung aus dem Darm befördern können. Fettstoffwechselstörungen und Wassermangel machen sich auf diese Art bemerkbar.

Irrtum Nummer 3

Mein Abführmittel ist ganz natürlich und macht nicht abhängig.

Schön wär's ja, ist aber leider auch falsch, denn der Darm gewöhnt sich mit der Zeit auch an die natürlichste Schützenhilfe von außen und wird dadurch nur noch träger. Vielleicht hat er sich ursprünglich durchaus im Rahmen des Normalen bewegt und wird nun durch die verschiedensten Tees und Früchtewürfel zu einem ihm gar nicht gemäßen Tempo getrieben.

Ich spreche hier nicht von ab und an mal, auf Reisen, nach Operationen und so weiter, sondern von der täglichen Einnahme bestimmter Mittel zur Anregung des Darms. Ein gesunder Darm braucht keine Hilfe. Er erledigt seine Aufgabe ganz allein – wenn man ihn denn lässt.

Kennen Sie das? Sieben Uhr morgens, Hektik allüberall. Sie sind ohnehin bereits zu spät dran und ausgerechnet jetzt spüren Sie auch noch den wohlbekannten Druck im Bauch. Ein Gang zur Toilette wäre angesagt, aber im Augenblick passt es nun wirklich nicht. Also verkneifen Sie sich diesen Hinweis und auch den nächsten, der Sie vielleicht mitten in einer wichtigen Besprechung überfällt. Na gut, einmal nimmt Ihnen das Ihr Darm nicht übel, er meldet sich auch noch ein drittes und ein viertes Mal, aber wenn Sie seine Hinweise immer wieder übergehen, leiden Sie über kurz oder lang unter chronischer Verstopfung. Dann müssen Sie sich reichlich Zeit für das nehmen, wofür Sie so lange keine hatten.

Glauben Sie mir, so manche Verstopfung lässt sich ganz ohne Mittel und nur mit ein wenig Geduld heilen. Nehmen Sie sich Zeit für Ihren Darm, jeden Morgen um die gleiche Zeit, und lassen Sie den Dingen einfach ihren Lauf. Da das Problem nicht von heute auf morgen entstanden ist, kann es auch nicht von heute auf morgen verschwinden. Üben Sie sich also in Abwarten und Tee trinken und suchen Sie zusätzlich einen Dorn-Therapeuten auf, der Ihren ersten Lendenwirbel inspiziert.

Das sollten Sie auch dann tun, wenn Sie ständig unter Darmpilzen und allen damit verbundenen Symptomen leiden. *Candida albicans* ist ein ebenso lästiger wie hartnäckiger Untermieter, der nicht selten allen Therapieversuchen trotzt. Erschwerend kommt hinzu, dass er bei Stuhluntersuchungen nicht immer diagnostiziert werden kann, weil er sich in den Darmkrypten versteckt und vielleicht in der gerade ausgewählten Probe gar nicht enthalten ist. Aber selbst wenn bereits sicher ist, dass Sie eine pathogene Keimbesiedlung in Ihrem Darm haben, wenn also die „Bösen“ über die „Guten“ gesiegt haben, ist noch nicht gesagt, wer am Ende die Schlacht gewinnt.

Ich behandelte eine junge, sehr attraktive Frau, die mehr als zehn Jahre lang immer wieder auf Candida-Infektionen hin untersucht und behandelt worden war. Sie konnte die Antibiotika-Gaben kaum noch zählen, die sie im Laufe dieser vielen Jahre erhalten hatte. Auch bei Heilpraktikern hatte sie Hilfe gesucht, war mit Bioresonanz-Verfahren und Nystatinen (Anti-Pilzmittel) vertraut, aber der Pilz fühlte sich weiterhin wohl bei ihr. Sie klagte über die typischen Beschwerden: Blähungen, aufgeblähter Bauch, Müdigkeit und Heißhunger auf Süßigkeiten. Da sie sich außerdem vor dem Pilz ekelte, versuchte sie der Infektion mit übertriebener Sauberkeit zu Leibe zu rücken.

Hygiene ist sicherlich gut und richtig, aber auch hier gibt es Grenzen. Wenn Sie sich nach dem Stuhlgang den After mit warmem Wasser und anschließend die Hände gründlich mit Seife waschen, ist das in Ordnung. Wenn Sie allerdings nach jedem Pipimachen zur chemischen Waschlotion greifen, zerstören Sie Ihre Scheidenflora und dann ist überhaupt keine Abwehr gegen feindliche Bakterien mehr da. Ich behandelte ihre Wirbelsäule und sie bekam verschiedene Präparate zum Einnehmen. Diesmal allerdings nicht, um den Kampf gegen Candida wieder aufzunehmen, sondern um die verkümmerte Fraktion der anderen Darmbewohner wieder soweit aufzubauen, dass sie ihr Terrain zurückerobern konnte. Ich weiß nicht, was von beidem schließlich geholfen hat. Jedenfalls war ihre Darmflora nach einem halben Jahr wieder so, wie sie sein sollte.

Auch bei der Therapie der sogenannten Autoimmunerkrankungen, die durch Darmsymptomatik imponieren, kann es nie schaden, diesen Wirbel mit einzubeziehen. Das gilt zum Beispiel für Colitis und Morbus Crohn. Beide Erkrankungen sind mit sehr häufigen, manchmal blutigen Durchfällen verbunden und verursachen heftige Schmerzen.

Der ***zweite Lendenwirbel*** kann wichtig werden, wenn Sie unter Krampfadern leiden. Aber auch Bauchschmerzen ohne erkennbare Ursache und die vor allem bei Kindern häufig auftretende chronische Blinddarm-Reizung kann von hier ausgehen. Das soll jedoch nicht heißen, dass man einen akut entzündeten Appendix über die Wirbelsäule heilen könnte. Der gehört nach wie vor in die Hände der Chirurgen.

Den ***dritten Lendenwirbel*** haben wir ja schon ausgiebig im Zusammenhang mit vergeblichem Kinderwunsch besprochen. Darum hier nur noch zur Ergänzung seine anderen „Möglichkeiten“. Am Prämenstruellen Syndrom, bei dem Frauen kurz vor der Menstruation und manchmal auch noch am ersten Tag heftige Bauchkrämpfe haben, ständig mit den Tränen kämpfen müssen, sich wie aufgequollen fühlen und am liebsten nur noch im Bett liegen würden, kann er massiv beteiligt sein. Mangelnde Durchblutung kann zu Verkrampfungen und dadurch zu heftigen Schmerzen führen. Der Spinalnerv dieses Wirbels hat als Hauptzielort die Gebärmutter und sollte in allen Fällen, in denen ein Problem von hier ausgeht, untersucht werden. Das trifft natürlich auch auf die bereits erwähnte Kinderlosigkeit und auf gefährdete Schwangerschaften zu.

Besonders in den Wechseljahren haben Frauen oft ein Problem, über das sie gar nicht gern reden: die Stress-Inkontinenz. Das heißt, dass besonders beim Lachen, Niesen oder Husten etwas Urin abgeht, ohne dass die Betroffenen in der Lage sind, das zu verhindern. Die Werbung hat auch für diese Fälle einen „wundervollen Rat“ bereit und eine strahlende Dame verkündet, dass sie sich endlich wieder sicher fühlt, seit sie die XY-Binde benutzt. Na ja, wenn's denn gar nicht anders geht, aber ich kann mir nicht vorstellen, dass es irgendeiner Frau gefällt, für den Rest ihres Lebens auf Binden angewiesen zu sein. Eine Überprüfung des dritten Lendenwirbels auf Blockaden ist da sicherlich einfacher. Nur der Vollständigkeit halber möchte ich noch hinzufügen, dass es natürlich auch organische Erkrankungen gibt, die dieses Leiden verursachen können, zum Beispiel eine Gebärmutter- oder Blasensenkung.

Nicht, dass Sie jetzt glauben, dieser Wirbel wirke nur auf weibliche Organe. Auch Männern kann eine Blockade des dritten Lendenwirbels ausgesprochen heftig zu schaffen machen. Sie kann zu Potenzstörungen bis hin zu völliger Impotenz führen und ebenso zu Blasensymptomen. Ich habe gerade während ich an diesem Kapitel schreibe einen Patienten in laufender Behandlung, der ein ausgesprochen tragisches Opfer verschiedener ungünstiger Umstände ist und die Zusammenhänge zwischen Körper und Seele besonders eindrücklich widerspiegelt.

Der Mann ist Anfang siebzig, sehr gepflegt und gebildet, und man sieht ihm sein langjähriges Leiden an. Er kam, weil er gehört hatte, dass die Dorn-Therapie auch bei Blasenbeschwerden helfen könne. Was er mir im Laufe der ersten Stunde erzählte, war so erschreckend, dass ich es fast nicht glauben konnte. Er war über vierzig Jahre lang verheiratet gewesen, bis seine Frau vor zwei Jahren gestorben war. Während seiner ganzen Ehe hatte er ständig unter Schmerzen in der Blase gelitten. Jahrzehntelang hatte er nicht einmal die Kontrolle über den Schliessmuskel gehabt. Einmal war ihm, so berichtete er, die Eichel einfach aufgeplatzt und hatte monatelang Eiter abgesondert. Es gab, glaube ich, keine Therapie, mit der er nicht versucht hätte, sein Leiden zumindest zu lindern. Er war ein sehr gläubiger Mann und betete viel um die Wiedererlangung seiner Gesundheit. Ich kam in dieser ersten Stunde gar nicht dazu, seine Wirbelsäule zu untersuchen, sondern hörte nur gebannt zu und versuchte zu verstehen, woran er wohl leiden mochte. Erst ganz zum Schluss kamen wir auf seine verstorbene Frau zu sprechen, mit der er eine „wundervolle Ehe, voller Liebe und Wärme" geführt hatte, wie er es ausdrückte. All seine Leiden habe sie mit ihm getragen und sich niemals beklagt. Und dann erzählte er noch, dass er in all den Jahren, immerhin vier Jahrzehnte lang, niemals Sex gehabt hatte. Nicht mit seiner Frau und auch mit sonst niemandem. Es war eine Vereinbarung zwischen ihm und seiner Frau gewesen, „diese körperlichen Dinge" aus ihrer Ehe rauszuhalten. Sie hatte es sich so gewünscht und er hatte dem zugestimmt. Sein Kopf zumindest, denn sein Körper war offensichtlich nicht damit einverstanden gewesen und zeigte ihm auf äußerst drastische Art und Weise, was ihn bedrückte. Allein die Worte, mit denen er sein Leiden beschrieb, sprachen eine mehr als deutliche Sprache: ununterbrochener Drang, Jucken und Brennen in der Harnröhre, Aufbrechen der Eichel, monatelanges Eitern. All das ließ den sexuellen Stau deutlich erkennen.

Sicher, er hatte auch eine Blockade am dritten Lendenwirbel, den ich in der zweiten Sitzung richten konnte, und er sagte später, er habe danach „plötzlich wieder sexuelle Lust" verspürt. Dennoch werde ich das Gefühl nicht los, dass ich diesem Mann nicht mehr gerecht werden konnte. Möge sich der Himmel seines Leidens erbarmen.

Der ***vierte Lendenwirbel*** ist besonders häufig betroffen, wenn es um den gefürchteten Bandscheibenvorfall zwischen dem vierten und dem fünften Lendenwirbel (auch Sacralwirbel genannt) geht. Die Ursachen dafür möchte ich Ihnen im Kapitel über das Kreuzbein genauer erklären.

Er hat allerdings noch ein anderes Organ zu versorgen, das sehr vielen Männern im fortgeschrittenen Alter zu schaffen macht: die Prostata. Sie hat etwa die Größe einer Kastanie, heißt auf Deutsch Vorsteherdrüse und ihr Sekret ist in erster Linie für die Beweglichkeit der Spermien zuständig. Da sie die männliche Harnröhre umgibt, hat die Größe dieser Drüse erheblichen Einfluss darauf, wie gut der Urin entleert werden kann. Eine vergrößerte Prostata kann im schlimmsten Fall zu einem kompletten Verschluss führen. Erste Hinweise darauf können ein „unterbrochener Strahl“ sein, „Urintröpfeln“ und/oder häufiger Harndrang mit geringer Entleerungsmenge. Auch eine Entzündung der Prostata mit all ihren ebenso schmerzhaften wie unangenehmen Symptomen kann durch eine Blockade des vierten Lendenwirbels ausgelöst werden.

Die Vergrößerung der Prostata gilt als Schicksal, dem nur wenige Männer jenseits der Sechzig entgehen. Vielleicht wäre das anders, wenn nicht ebenso viele Männer gleichzeitig Lendenwirbelprobleme hätten. Der vierte Lendenwirbel ist nämlich nicht sehr weit vom Kreuzbein entfernt und bei einer Subluxation wird sein Spinalnerv erheblich behindert.

Der ***fünfte Lendenwirbel*** ist für Enddarm und After zuständig und kann, wenn er blockiert ist, die äußerst unangenehmen Hämorrhoiden verursachen, die schließlich nichts anderes sind als Stauungen im Venenbereich. Auch Entzündungen, Fissuren und Juckreiz sollten Sie an eine Blockierung dieses Wirbels denken lassen, vor allem dann, wenn andere Ursachen bereits ausgeschlossen wurden. Natürlich ist es nicht so, dass man nur auf einen Wirbel zu drücken braucht, und schon ist jede Krankheit verschwunden. In manchen Fällen sind mehrere Wirbel betroffen, beispielsweise bei Erkrankungen, die auf eine Stoffwechselproblematik hinweisen. Manchmal ist eine

Ernährungsumstellung notwendig, sehr häufig muss die Muskulatur entspannt werden und so weiter. Ich habe allerdings noch nie einen Fall erlebt, in dem die Behandlung der Wirbelsäule ohne Ergebnis geblieben wäre. Die Methode Dorn ist eine mächtige und sehr weitreichende Behandlungsmöglichkeit für alle möglichen Befindlichkeitsstörungen und Erkrankungen des Menschen. Geduld und Mitarbeit des Patienten sind allerdings auch hier absolute Voraussetzung.

Damit bin ich am Ende der eigentlichen Wirbelsäule angekommen und hoffe sehr, dass ich Ihnen vermitteln konnte, wie viele Beschwerden oder gar ernste Erkrankungen hier möglicherweise ihren Ursprung haben.

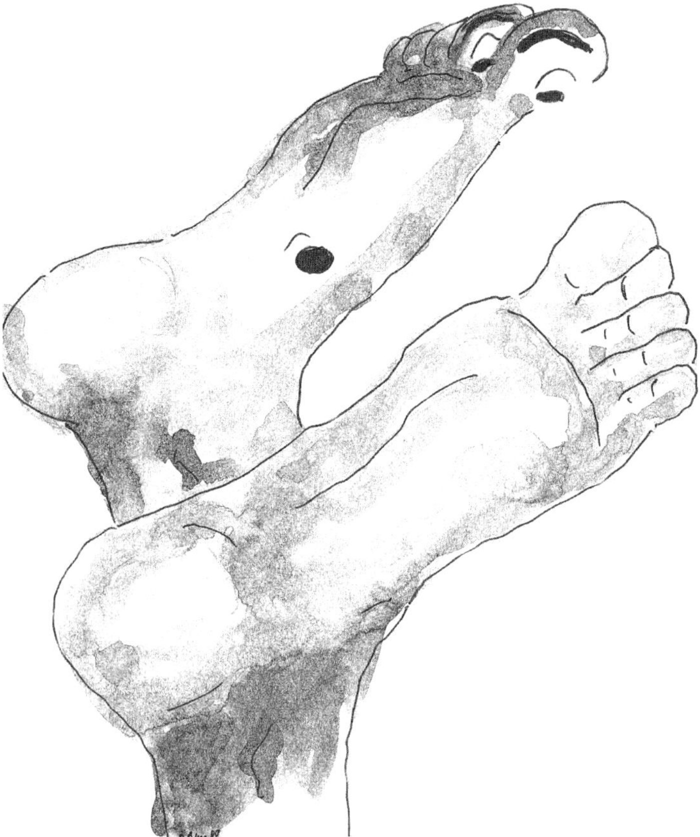

Kapitel 7
Wenn es unten schief ist, schlägt's nach oben aus

Auch wenn nach den Regeln der Anatomie jetzt erst einmal das Kreuzbein an der Reihe wäre, möchte ich aus „der Reihe tanzen“ und mit einem sehr häufig auftretenden Phänomen weitermachen – der Beinlängendifferenz. Denn die ist es, die nach Ansicht aller Dorn-Therapeuten dazu führt, dass ein Kreuzein subluxiert.

Etwa achtzig Prozent aller Patienten, die zu mir in die Praxis kommen, haben scheinbar ungleich lange Beine, manchmal bis zu fünf (!) Zentimeter. Viele von ihnen erzählen mir schon während der Anamnese, dass ihr Orthopäde ihnen geraten habe, eine Absatzerhöhung zu tragen, da eines ihrer Beine kürzer sei als das andere. Viele Patienten tun, was ihnen geraten wurde, und erleben dann in der Regel entweder keine Verbesserung ihrer Beschwerden oder – schlimmer noch – eine Verschlechterung. Das ist kein Wunder, denn mit einer solchen Absatzerhöhung treibt man den „Teufel mit dem Belzebub“ aus.

Natürlich bin ich mir bewusst, dass jetzt alle Fachärzte, die versehentlich oder von ihren Patienten empfohlen dieses Buch in die Finger kriegen, ob so viel Unkenntnis der menschlichen Anatomie den Kopf schütteln werden.

Aber vielleicht ist doch einer darunter, der nicht ganz so schnell (ver)urteilt und einmal genauer nachliest, warum ich glaube, dass das längere Bein kürzer und nicht das kürzere länger gemacht werden sollte. Schulmediziner, die sich in meine Seminare zur Dorn-Therapie verirren, haben eigentlich nie Probleme zu verstehen, warum das, was wir behaupten, völlig logisch und verständlich ist.

Vielleicht muss man sich einfach durch Hinschauen oder durch Erfahrung am eigenen Leib von der Richtigkeit der „Dornschen These“ überzeugen.

Beinlängendifferenzen – Ursache und Auswirkungen auf die gesamte Statik

Eigentlich stimmt schon der Begriff „Beinlängendifferenz“ nicht, denn die Beine sind in der Regel durchaus gleich lang. Lediglich durch einen Unfall, zum Beispiel durch einen Trümmerbruch, der schlecht verheilt und schief zusammengewachsen ist, kann es einmal zu wirklich unterschiedlich langen Beinen kommen. Was Dorn-Therapeuten damit meinen, ist aber etwas ganz anderes und beinhaltet auch nicht die minimal geringe Anzahl von angeborenen Schäden.

Patienten, die in meine Praxis kommen, sind immer sehr verwundert über die „komischen Fragen“ die ich ihnen stelle: „Schlagen Sie die Beine übereinander? Wechseln Sie, wenn Sie länger stehen, häufiger das Standbein? Haben Sie Schmerzen im Kniegelenk? Müssen Sie, wenn Sie neue Hosen kaufen, ein Hosenbein verlängern?“

Das Nächste, worüber sie sich wundern, ist, dass sie ihre Schuhe anbehalten müssen, wenn sie sich zur Untersuchung auf die Liege legen sollen. Aber die Schuhe sind wichtig, weil man an ihren Absätzen am einfachsten ablesen kann, um wie viel Zentimeter „Beinlängendifferenz“ es sich tatsächlich handelt. Außerdem kann ich dem Patienten seine ungleich langen Beine mit Schuhen besser demonstrieren, weil Absätze etwas einigermaßen Gerades sind, während nackte oder bestrumpfte Fersen sehr unterschiedlich aussehen können. Also, der Patient liegt mit Schuhen auf der Liege. Ich hebe nun mit einem ganz bestimmten Griff seine beiden Beine gleichzeitig auf etwa 90 Grad an und schaue dann auf die Absätze. Jetzt gibt es genau drei Möglichkeiten:

1. Beide Absätze befinden sich exakt auf gleicher Höhe.
2. Der linke Absatz ist länger als der rechte.
3. Der linke Absatz ist kürzer als der rechte.

Im ersten Fall gibt es wieder zwei Möglichkeiten:

1. Beide Beine haben ein „Problem“.
2. Der Patient hat tatsächlich gleich lange Beine.

Um festzustellen, was der Fall ist, winkele ich eines seiner Beine im Winkel von 90 Grad an und schiebe es in Richtung Hüfte, während der Patient seine eigene Hand an eine von mir genannte Stelle hält. Das ist nicht kompliziert, nicht gefährlich und tut überhaupt nicht weh. Und es ist genau das, was die meisten Menschen, die wegen einer Dorn-Behandlung in meine Praxis kommen, schon einmal im Fernsehen, in einer Illustrierten oder in einer meiner Veröffentlichungen in Fachzeitschriften gesehen haben.

Danach hebe ich wieder beide Beine gleichzeitig hoch und schaue auf die Absätze. Wenn das Bein, das ich gerade behandelt habe, jetzt kürzer ist als das andere, dann hat dieser Mensch ein Problem – nicht mit seinen Beinen, sondern mit seinen Hüftgelenken, denn genau die sind der Grund für diese vermeintliche Beinlängendifferenz. Sind beide Absätze nach wie vor auf einer Höhe, dann sind die Beine gleich lang und die Hüften in Ordnung.

Stellen Sie sich bitte einmal das Hüftgelenk eines Menschen vor. Es hat am Ende des Oberschenkelknochens einen runden Kopf, den sogenannten Hüftkopf. Der sollte im Normalfall passgenau in der dafür vorgesehenen Hüftgelenkspfanne sitzen und nach jeder Bewegung, die wir machen, wieder genau dahin zurückkehren.

Leider funktioniert das nicht immer so, wie es funktionieren sollte, und das liegt an einigen eigentlich ganz vernünftigen physiologischen Gegebenheiten, zum Beispiel daran, dass diese Pfanne nach vorn wesentlich weiter geöffnet ist als nach hinten. Wenn das nicht so wäre, könnten wir uns kaum hinsetzen, denn dabei würde unser Oberschenkelhals sofort an das Pfannendach stoßen und unser Gelenk wäre ausgekugelt. Nun hat die Natur aber leider nicht mit modernen Sesseln, Autositzen und seltsamen Sitzhaltungen gerechnet und daher wird aus dieser wohlbedachten Konstruktion oft ein Bumerang.

Überlegen Sie einmal, was passiert, wenn Sie Ihre Beine im Sitzen übereinander schlagen und eine geraume Zeit in dieser Position verbringen? Es entsteht ein Zug im Hüftgelenk und seinem Halteapparat, der auf Dauer dazu führt, dass das Hüftgelenk nachgibt und aus der Pfanne rutscht. Wenn Sie dann aufstehen, kann die Kugel nicht mehr in die Pfanne zurückgleiten, sondern verkantet unter dem Pfannendach. Das kann auf einer Seite geschehen oder auf beiden. Auf alle Fälle führt genau dieser Umstand zu einer vermeintlichen Beinlängendifferenz. Das Bein, dessen Hüftkopf aus der Pfanne herausgezogen wurde, erscheint unten länger als das Bein, dessen Gelenk noch korrekt sitzt. Verstehen Sie jetzt, warum eine Absatzerhöhung die Beschwerden nicht beseitigen kann?

Leider führt nicht nur das Übereinanderschlagen der Beine zu einer Schädigung des Hüftgelenks. Auch langes Sitzen im Auto oder in tiefen Polstern hat eine ähnliche Wirkung. Manchem von uns wurde dieser Schaden vielleicht schon vor seinem ersten Schrei zugefügt, denn es war lange Zeit nicht unüblich, Kinder nach der Geburt an einem Bein mit dem Kopf nach unten hängend zum Schreien zu bewegen.

Auch falsches Bücken und diverse sportliche Übungen sind für „Hüftgelenkspatienten“ Gift. Ihr Dorn-Therapeut wird Sie gern genauer darüber aufklären.

Nun ist es ja nicht nur so, dass Patienten mit Beinlängendifferenzen aus eben diesem Grund in unsere Praxen kämen. Sie kommen in der Regel, weil sie heftige Schmerzen haben: Schmerzen in den Kniegelenken, im Ischiasbereich und manchmal auch wirklich am Ort des Geschehens, nämlich in den Hüftgelenken.

Eine Frau von etwa vierzig Jahren kam mit heftigen Kniegelenksproblemen zu mir, nachdem ihr Hausarzt, ein Sportmediziner, ihr lediglich den Genuss von Gelatine angeraten und ein Orthopäde ihr nach dem Röntgen in zehn Jahren den Rollstuhl in Aussicht gestellt hatte. Ganz abgesehen davon, dass die Wirkung von Gelatine durchaus umstritten ist, müssten Sie täglich etwa drei Kilo (!) davon essen, um eine Wirkung auf den Knorpel zu erzielen, und ob es sehr geschickt ist, jemandem eine Zukunft im Rollstuhl vorherzusagen, wage ich auch zu bezweifeln.

Wie auch immer, die Patientin war mit beiden Ärzten nicht so ganz zufrieden, denn sonst hätte ich sie wohl kaum zu sehen bekommen. Sie hatte eine Beinlängendifferenz von drei Zentimetern ausschließlich rechts und eine Kreuzbeinsubluxation links. Ende! Keine Kniegelenksblockade, gar nichts. Ich richtete die Hüftgelenke und das Kreuzbein, gab ihr „ihre“ Übungen mit auf den Weg und sah sie danach noch vier weitere Male im Abstand von etwa sechs Monaten. Danach hatte sie ihr Knie vergessen. Wie ich von ihr weiß, schmerzt es „alle Jahre wieder“ einmal. Dann macht sie ihre Übungen und alles ist wieder vorbei. Sie leidet unter keinerlei Einschränkungen, nimmt keine Medikamente und nichts tut ihr mehr weh. Seit ihr der Rollstuhl in Aussicht gestellt wurde, sind genau acht Jahre vergangen. Was ich damit sagen will, ist, dass die Schmerzen nicht immer am Ort der Schädigung auftreten. Manchmal muss man einfach ein bisschen über den Tellerrand hinaus schauen. Bei dieser Patientin verursachte das Hüftgelenk die Schmerzen im Knie. Fehlstellungen führen zu Fehlhaltungen und diese führen zu einer gestörten Versorgung manchmal auch entfernt gelegener Strukturen. Natürlich kommt es auch vor, dass es genau da weh tut, wo der Schaden ist.

Dafür ein eindrückliches Beispiel: Ein Mann von 86 Jahren ruft an und lässt sich einen Termin geben. Er hat Schmerzen in beiden Kniegelenken und „schon alles hinter sich". In seinen Äußerungen über die Ärzte ist er nicht zurückhaltend: „Spritzen und sonst gar nichts. Meine Schmerzen haben die nicht weggebracht."

Der Patient ist schlank und für seine 86 ausgesprochen fit. Außerdem ist er „im Stress", weil seine Frau im Krankenhaus liegt. Es ist ihm sehr wichtig, wieder anständig laufen zu können und vor allem die Schmerzen beim Fahrrad fahren loszuwerden, weil er sonst doppelt so lange für die Einkäufe braucht. Er hat kein Hüftgelenksproblem und auch sein Kreuzbein sitzt ganz passabel. Allerdings sind beide Kniegelenke blockiert. Ich richte sie ihm ein, er steht auf, läuft ein paar Schritte, ist mit dem Ergebnis zufrieden, möchte aber dennoch in einer Woche wiederkommen.

Als er zum zweiten Termin erscheint, erzählt er mir schon auf der Treppe, dass er kaum noch Beschwerden hat und eigentlich nur „zur Sicherheit" noch einmal gekommen ist. In der Tat sind seine Kniegelenke in Ordnung und ich kann nichts weiter für ihn tun. Im Weggehen dreht er sich noch einmal um und fragt: „Können Sie mir sagen, warum ich jetzt seit zwanzig Jahren Schmerzen gehabt habe?“ Er erwartete sicherlich keine Antwort. Ich hätte ohnehin nur sagen können: „Weil Sie bisher noch nicht bei einem Dorn-Therapeuten waren."

"Hüftgelenkspatienten“ habe ich eine ganze Reihe. Eine davon ist Frau D., eine äußerst aktive und rüstige Dame im zarten Alter von 85 Jahren. Sie ist geistig und körperlich frisch wie kaum eine andere und kann es überhaupt nicht leiden, wenn man irgendein Leiden auf ihr Alter schiebt: „Was hat denn das damit zu tun. Ich habe bisher nichts gehabt und kann nicht einsehen, warum ich jetzt plötzlich überall Beschwerden haben soll, nur weil ich über achtzig bin."

Aus diesem Grund setzte sie auch alles dran, die dringend empfohlene Operation für ein künstliches Hüftgelenk zu umgehen. Lediglich ihre bestimmt sehr starken Schmerzen trieben sie in meine Praxis, denn ansonsten hielt sie nicht viel von „Homöopathen“. Sie war eine Freude – hellwach und sehr interessant. Ich hörte ihr gern zu, wenn sie von den alten Zeiten erzählte, und versuchte so ganz nebenbei, sie zu untersuchen und zu behandeln. Das war nicht ganz leicht, denn sie war sehr ungeduldig und auch sehr schmerzempfindlich und jammerte häufig schon, bevor ich sie überhaupt angefasst hatte. Dennoch gelang es mir, ihre vollständig fehlgestellte rechte Hüfte zu reponieren und ihr deutlich zu machen, dass sich ihre Schmerzen lindern ließen.

Leider war sie aber absolut nicht bereit, ihre Übungen so oft zu machen, wie es notwendig gewesen wäre. Nicht, dass sie nicht gewollt hätte, aber es fehlte ihr einfach die Zeit. Sie spielte Bridge, war in verschiedenen Kegelclubs, fuhr mehrmals im Jahr in Urlaub und hatte Termine bei verschiedenen Ärzten, dem Friseur, der Kosmetikerin und so weiter. Sie hatte wirklich einen rundum ausgefüllten Tag und dabei störten die lästigen Übungen einfach.

Also kommt sie einfach einmal wöchentlich zu mir, lässt sich ihr Gelenk wieder richten, verspricht die Übungen zu machen, „wenn ich dazu komme“, und geht wieder. Sie ist trotzdem sehr zufrieden mit dem Ergebnis ihrer Dorn-Behandlungen und regt sich nun über all die „unvernünftigen Leute“ auf, die sie „schon x-mal zu mir geschickt“ hat, „die aber lieber weiter jammern möchten.“

Es ist leider auch keineswegs so, dass eine Operation und ein neues Hüftgelenk die Garantie dafür wären, dass ein Patient künftig beschwerdefrei leben kann. Oft dauert es kaum ein Jahr, bis sich die alten Probleme wieder einstellen. Denn wenn der künstliche Hüftkopf auch aus Platin sein mag, die Muskeln, Sehnen und Bänder sind noch die gleichen und ziehen den edlen Ersatz wieder in die falsche Richtung.

Beinlängendifferenzen haben ihre Ursache also in fast allen Fällen in der Fehlstellung eines oder beider Hüftgelenke und dadurch wird die gesamte Statik verändert. Mit jedem Schritt, den Sie tun, zwingen Sie Ihre Wirbelsäule zu einer Gegenmaßnahme und das kann schmerzhafte Folgen für den gesamten Bewegungsapparat haben.

Als erstes kommt es zu einem Beckenschiefstand. Auf den folgt über kurz oder lang die Kreuzbeinsubluxation, das heißt, die Gelenke, die das Kreuzbein mit dem Becken verbinden, kippen in den Bauchraum hinein. Um das zu kompensieren, biegt sich die untere Wirbelsäule unnatürlich weit nach vorn in eine starke Lordose und presst die Bandscheiben stark aufeinander. Da es aber nun einmal das Ziel des Organismus ist, den „Kopf oben zu behalten“, und zwar im wahrsten Sinne des Wortes, versucht die Halswirbelsäule – ganz am Ende – den Schaden irgendwie auszugleichen, was häufig zu einer sogenannten Steilstellung führt. Das heißt, sie opfert ihre S-förmige Biegung nach vorn und richtet sich gerade auf.

Aber nicht nur die knöchernen Strukturen verursachen Schmerzen, auch die Muskulatur ist ganz erheblich daran beteiligt. Schließlich ist es ihre Aufgabe, das Skelett zu stützen und zu sichern, und diese Aufgabe nimmt sie sehr ernst. Immer, wenn Sie sich beispielsweise ein wenig ruckartig bewegen und ein Gelenk oder ein Wirbel dabei in eine Fehlstellung zu geraten droht, packt die Muskulatur zu und versucht, das Schlimmste zu verhindern. Leider übertreibt sie in ihrem Bemühen gelegentlich und lässt nicht wieder los, auch dann nicht, wenn die eigentliche Gefahr schon längst vorüber ist. Dies führt dann häufig zu einem sogenannten „Hartspann“, einer völligen Verhärtung des entsprechenden Muskels, was außerordentlich schmerzhaft sein kann. Darum reicht es niemals aus, knöcherne Strukturen zu richten. Die Muskulatur muss immer mit behandelt werden.

Kapitel 8
Das Kreuzbein – Kleine Ursache, große Probleme

Ich bin immer wieder überrascht, wenn mir klar wird, wie viele Menschen nicht einmal wissen, dass sie ein Kreuzbein haben, geschweige denn, wo es sitzt. Dabei ist dieses relativ kleine, schaufelförmige Gebilde, das die Verbindung zwischen den beiden Beckenschaufeln bildet, in mehr als achtzig Prozent aller Fälle der Verursacher von Ischialgien. Laut Definition der gängigen medizinischen Lexika, ist das Kreuzbein aus der Fusion von fünf Wirbeln und Rippenrudimenten entstanden und durch Zwischenwirbelscheiben mit dem letzten Lendenwirbel und dem Steißbein verbunden. Immerhin kennen die meisten Menschen ihr Steißbein und wissen auch genau, wo es sich befindet: ganz am unteren Ende der Wirbelsäule, da wo es besonders weh tut, wenn man auf den Allerwertesten fällt.

Dabei ist das Kreuzbein von ganz immenser Bedeutung. Bei einer Beinlängendifferenz, die ja in der Regel Jahre oder gar Jahrzehnte lang besteht, ist die Folge fast immer eine sogenannte Subluxation des *Os sacrum*, wie dieser Teil der Wirbelsäule in der medizinischen Fachsprache heißt.

Versuchen Sie sich einmal vorzustellen, was passiert, wenn eine Fehlstellung im Hüftgelenk dazu führt, dass die Hüftgelenkskugel, anstatt in der Pfanne zu ruhen, immer unter der Beckenschaufel steht und diese bei jedem Schritt in eine Schieflage bringt. Auf die Dauer führt das ohne jeden Zweifel dazu, dass das Kreuzbein in eine Schräglage gebracht wird. Das heißt, nicht das Kreuzbein als solches, sondern die kleinen Gelenke, die es rechts und links mit der Beckenschaufel verbinden, geraten unter eine immer größer werdende Spannung und schließlich kippt der obere Teil in Richtung Bauchraum, während der untere nach hinten zeigt.

Das ist nun aber keineswegs so deutlich, dass es jedem gleich ins Auge springen würde.

Leider, denn wäre es so, würde man diesem Mechanismus sicherlich etwas mehr Aufmerksamkeit schenken. Dennoch reichen schon die kleinsten Veränderungen in diesem Bereich aus, um heftigste Schmerzen auszulösen, Schmerzen, für die es anscheinend keine Ursache gibt. In der Regel ist in einem solchem Fall auch das CT völlig unauffällig und die Patienten geraten schnell in die „hypochondrische Ecke“. Gute Dorn-Therapeuten legen daher ganz besonderen Wert auf die sorgfältige Untersuchung des Kreuzbeines, besonders dann, wenn sie bereits eine Beinlängendifferenz diagnostiziert haben.

Manchmal ist die Subluxation aber auch so ausgeprägt, dass man sie mit bloßem Auge erkennen kann – vorausgesetzt man achtet darauf. Dann wirkt eine Seite oft wie geschwollen, während die andere angespannt und verhärtet ist. Das ist ein Zeichen dafür, dass die Muskulatur versucht, einen Schaden abzuwenden, der bereits zu einer dauernden Reizung im Gewebe geführt hat.

Übrigens lohnt es sich immer, auch bei Säuglingen und Krabbelkindern, einen Blick auf den korrekten Sitz der Hüftgelenke zu werfen. Nicht selten entsteht ein späterer Kreuzbeinschaden nämlich schon in diesem zarten Alter. Ganz hellhörig sollten Eltern besonders dann werden, wenn ihre Kleinen gar nicht erst krabbeln wollen. Hier liegt sehr häufig die Fehlstellung eines Hüftgelenkes vor, die jetzt noch problemlos behoben werden kann.

Was ist eigentlich Ischias?

So etwas wie „Ich habe Ischias“ oder „Mir tut der Ischias weh“ haben Sie sicherlich schon einmal gehört oder gar selbst gesagt. Aber wissen Sie genau, was der Ischias ist?

Er heißt eigentlich *Nervus ischiadicus* und seine Reizung führt zu unterschiedlichsten Erkrankungen und Schmerzsymptomen. Die bekanntesten sind die Ischialgie, womit ganz allgemein Schmerzen im Verlauf dieses Nervs bezeichnet werden, und das Ischiassyndrom, auch Lumbago, Ischias oder Lumbo-Ischialgie genannt, das eher eine Reizung im Wurzelbereich des Ischiasnervs benennt.

Nicht selten sind die Schmerzen so heftig und die Bewegungseinschränkungen derart gravierend, dass der Betroffene ins Krankenhaus eingewiesen werden muss. Die mittlerweile zum Standard gehörende Computertomographie ergibt dann nicht selten einen so genannten Bandscheibenvorfall, und damit sind dann meist alle sicher, die Ursache gefunden zu haben.

Dem stehen die Ergebnisse einer Untersuchung entgegen, die 1994 in den USA an 98 gesunden, vollkommen beschwerdefreien Personen durchgeführt wurde. Dabei fand man diese typische Bandscheibenvorwölbung bei jedem zweiten Probanden. Sie alle hätten unter entsetzlichen Schmerzen leiden müssen, läge hier wirklich ein Bandscheibenvorfall vor.

In Wirklichkeit kommt es nur ganz selten vor, dass die Bandscheibe den Faserring durchbricht, und noch seltener ist es, dass sich dieser Gallertkern komplett ablöst. Wenn es dennoch passiert, werden die Nerven derart gequetscht, dass Sie das Bein überhaupt nicht mehr aufsetzen können, von Gehen ganz zu schweigen. Ein solcher „sequestrierter Prolaps“ gehört umgehend und ohne jede Ausnahme in die Hände des Neurologen.

Aber wie gesagt, so etwas ist sehr selten. In der Regel kommt es lediglich zu einer Vorwölbung des inneren Bandscheibenkernes, und das muss überhaupt nicht weh tun. Es kann sogar sein, dass Sie es nicht einmal bemerken. Die Bandscheiben selbst enthalten nämlich keine Nervenzellen, die Schmerzen melden könnten. Was weh tut, sind die in der Nähe liegenden Wurzeln des jeweiligen Spinalnervs, die durch diese Vorwölbung mehr oder weniger stark behindert werden. Wenn es also eher selten vorkommt, dass ein Bandscheibenvorfall Ihre Ischiasbeschwerden verursacht, was ist es dann?

Denken wir ein weiteres Mal an unsere Hüftgelenke und deren Schiefstellung: Die Kugel drückt die Beckenschaufel einseitig nach oben, das Kreuzbein subluxiert und nun kommt wieder unsere Muskulatur ins Spiel, die ja darauf trainiert ist, uns vor Schaden zu bewahren. Zwei Muskeln spielen hier eine ganz wichtige Rolle: der *Piriformis* und der *Obturatorius*. Sie umgeben den Ischiasnerv wie eine Schere.

Was in Ordnung ist, solange das Kreuzbein gerade steht, wird zum schwerwiegenden Problem bei seiner Subluxation. Denn jetzt wird auf diese beiden Muskeln ein beständiger Zug ausgeübt, der sich in der Folge auch auf die tiefe Beckenmuskulatur überträgt. Leider können sich Muskeln im Gegensatz zu Sehnen und Bändern nicht dehnen, sondern nur in eine Richtung reagieren. Und das heißt, sie ziehen sich immer weiter zusammen, verspannen sich immer mehr. Der Ischiasnerv kann dem ebenfalls nicht ausweichen und gerät zwischen diese beiden kräftigen Muskeln. Ich finde, das tut allein schon beim Lesen weh!

Da in der Regel die Ursache, also die Kreuzbeinsubluxation, nicht beseitigt wird, können weder Spritzen noch physikalische oder gar operative Massnahmen das

Problem auf Dauer lösen. Der nächste „Ischias“ ist sozusagen bereits vorprogrammiert.

Die unterschiedlichen Schmerzbereiche kommen zustande, weil es leider noch andere Muskeln gibt, die sich auf den Ischias auswirken können. Ischias ist nämlich nicht gleich Ischias. Dem einen tut es in der Pobacke weh, dem anderen im Oberschenkel, einem dritten zieht es in die Leiste und wieder einem anderen tut nur die Wade weh. Daraus ergibt sich zwangsläufig, dass bei der Behandlung aller Formen von Ischialgie die Deblockierung des Kreuzbeines im Vordergrund stehen muss. Gleich wichtig ist eine Lockerung der Muskulatur, und zwar besonders der tiefen Gesäßmuskulatur.

Den Bereich des eventuellen Bandscheibenvorfalls muss man nicht einmal anfassen, um dem Patienten Erleichterung zu verschaffen. Im Gegenteil, ich vermeide das eher und beschränke mich ganz auf die sorgfältige Kreuzbeinreponierung und die Behandlung der Muskulatur. Die Erfolge sprechen für sich.

Erst wenn die akuten Symptome abgeklungen sind, kann man im Austrittsbereich des Ischiasnervs nach Wirbelverschiebungen schauen und diese gegebenenfalls korrigieren.

Nervig von Kopf bis Fuß

Nicht immer sind die Symptome eines „geklemmten“ Ischiasnervs so deutlich, dass man direkt darauf käme. Dafür möchte ich ein sehr dramatisches Beispiel anführen.

Vor einigen Jahren kam ein Mann in meine Praxis in Köln und zeigte mir seine Zehen. Sie waren allesamt fast schwarz und sahen aus wie abgestorben. Er erzählte mir eine lange Leidensgeschichte und eine ebenso lange Behandlungsgeschichte. Geholfen hatte offensichtlich bislang nichts. Ich hatte auch nicht die allerleiseste Ahnung von der Ursache dieses Phänomens, denn alles, was ich an Verdacht äußerte, war von der Schulmedizin bereits untersucht und ausgeschlossen worden.

Da ich auch nicht so recht wusste, was ich nun tun sollte, begann ich einfach mit einer sorgfältigen Dorn-Therapie und stellte sowohl eine Beinlängendifferenz als auch eine Subluxation des Kreuzbeines fest. Ich korrigierte beides so gut es ging und entließ meinen Patienten mit gemischten Gefühlen und der Bitte, in einer Woche wiederzukommen. Er kam – und diesmal waren seine Zehen weiß! Nicht etwa gesund durchblutet, sondern totenbleich. Ansonsten konnte er keinerlei Veränderung feststellen. Ich wiederholte die Behandlung von der Vorwoche mit größtmöglicher Genauigkeit und gab ihm einen neuen Termin drei Wochen später.

Diesmal kam er sehr fröhlich und zeigte mir seine Zehen, die nun schon „marmoriert" waren und zeitweilig „höllisch weh" getan hatten. Er berichtete von Brennen, Kribbeln, heiß und kalt, so als würde etwas wieder auftauen. Nach zwei weiteren Behandlungen sahen seine Zehen normal aus und auch seine anderen Befindlichkeitsstörungen hatten sich völlig verloren. Ich habe seither nichts mehr von ihm gehört und gehe daher davon aus, dass es ihm weiterhin gut geht, sonst hätte er sich sicherlich wieder gemeldet.

Leider kann ich wissenschaftlich nicht beweisen, dass eine massive Subluxation des Kreuzbeins zu einer so starken Kompression im Bereich des Ischiasnervs geführt hat, dass in dessen Folge die gesamte Blutversorgung massiv beeinträchtigt wurde. Aber erinnern Sie sich bitte an die im Kapitel über die Spinalnerven erwähnte Aufteilung der

Nerven in verschiedene Zuständigkeiten. Eine davon ist die Regulierung des Muskeltonus. Venen und Arterien können eben auch nur so gut funktionieren, wie die sie umgebende Muskulatur das zulässt. In diesem Fall spricht auch das Ergebnis für sich. Wieder ein Patient, den die Dorn-Behandlung vor unübersehbaren Folgen bewahrt hat.

In diesem Zusammenhang möchte ich auch noch Krampfadern erwähnen, Hämorrhoiden, nächtliche Waden- oder Zehenkrämpfe, kalte Füße und so weiter – alles Leiden, bei denen kaum jemand an eine Subluxation des Kreuzbeins denkt.

Die Beschwerden, die durch eine Fehlstellung des Kreuzbeins verursacht werden, müssen übrigens keinesfalls immer unterhalb desselben liegen, wie ich an einem weiteren Beispiel verdeutlichen möchte.

Eine Migränepatientin sucht meine Praxis auf, und wer kommt schon auf die Idee, eine der Ursachen für die heftigen Schmerzattacken im Kopf am untersten Ende der Wirbelsäule zu suchen? Dabei ist das häufig durchaus sinnvoll. Stellen Sie sich bitte wieder vor, was passiert, „wenn es unten schief ist“. Die Halswirbelsäule, als schwächstes Glied in der Kette, versucht permanent auszugleichen, um den Kopf oben zu behalten. Dass das zu einer ständigen Anstrengung und Anspannung führt, dürfte ohne Probleme nachzuvollziehen sein, oder?

Das soll natürlich nicht heißen, dass man Migräne allein durch eine Deblockierung des Kreuzbeins heilen könnte. Dazu ist diese Krankheit zu komplex und ihre Ursachen sind zu unterschiedlich. Ich möchte nur darauf hinweisen, dass man besonders dann, wenn schon alles versucht wurde, auch einmal am anderen Ende des Problems nachschauen sollte. Bei besagter Patientin war es so, dass sie schon des öfteren einen Hexenschuss gehabt hatte. Auch tat ihr nach längerem Laufen das rechte Knie weh, sie litt unter Krampfadern und nahm Magnesium wegen nächtlicher Wadenkrämpfe.

Sie war anfangs sehr verwundert darüber, was ich alles wissen wollte, und fasste das in der Frage zusammen: „Wat hät dat denn mit minge Kopp zu don?"

Ich weiß nicht, ob ich mit meinen Erklärungsversuchen Erfolg hatte. Jedenfalls gab ich mir die größte Mühe, eine Wirbelsäule zu imitieren, die einen Schiefstand ausgleichen muss, und wir haben während der anschließenden Behandlung viel gelacht.

Das Kreuzbein war natürlich blockiert, ließ sich aber relativ leicht in die richtige Position bringen. Dafür war der Atlas nicht da, wo er hingehörte, und brauchte alle „Überredungskünste", um sich an Ort und Stelle rücken zu lassen. Nach dieser Manipulation klagte meine Patientin über ein „ganz dösiges Jeföhl im Kopp", das aber nicht lange anhielt. Ich entließ sie mit der Bitte mich anzurufen, wenn sie den nächsten Migräneanfall nahen fühlte.

Das Telefon klingelte etwa drei Monate später. Ich hatte sie schon fast vergessen. Sie war sehr ernst und ließ mich wissen, dass sie heftige Kopfschmerzen habe. Dann lachte sie plötzlich los und sagte: „No, jestern wor doch de 11. 11."

Für alle Nicht-Kölner: Am 11. 11. um 11.11 Uhr wird die alljährliche Karnevalssession eröffnet und die Jecken gucken dann schon mal etwas tiefer in ihr Kölschglas. So auch meine Patientin. Der Kater am nächsten Morgen hatte sie an meine Bitte erinnert, mich anzurufen, wenn sie wieder Kopfschmerzen bekäme. Migräne hatte sie seit der Behandlung nicht mehr gehabt. Ihr Kommentar: „Wenn dat widder mal äsu is, dann kloppen Se es evve mit dem Dorn widder erinn." Ungefähre Übersetzung ins Hochdeutsche: „Sollte ich noch einmal Migräne bekommen, dann wird mir die Dorn-Behandlung sicher wieder helfen."

Zugegeben, das ist ein seltener Glücksfall, denn sonst ist Migränepatienten meist nicht so schnell zu helfen und die Suche nach der Ursache ähnelt häufig der Suche nach der berühmten Nadel im Heuhaufen. Dennoch schadet es nie, die Wirbelsäule von unten nach oben in diese Suche mit einzubeziehen.

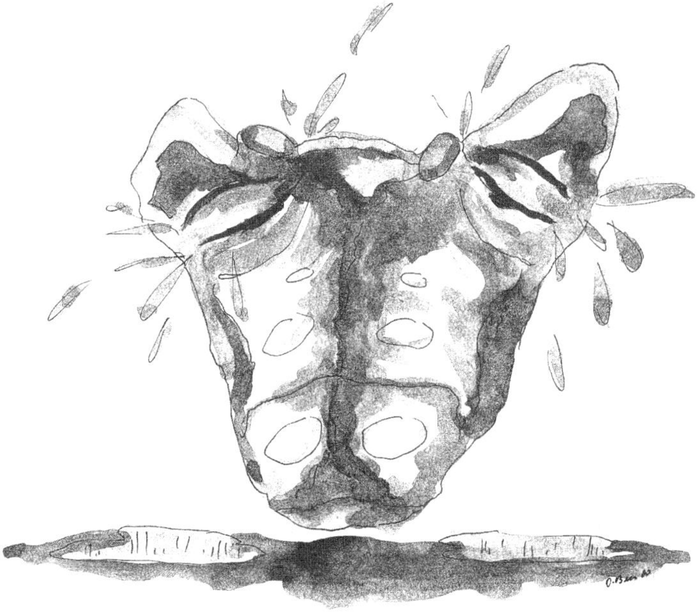

Kundalini und die Chakrenlehre

Die Subluxation des Kreuzbeins hat aber nicht nur körperliche Auswirkungen, sondern wirkt sich auch ganz deutlich und manchmal fast dramatisch auf unsere Seelenlageaus. Damit ich diese Behauptung ein wenig verständlicher machen kann, bitte ich Sie um Nachsicht, wenn ich den „sicheren Boden" der Schulmedizin einen Moment lang verlasse und einen Ausflug in die sogenannte Esoterik mache.

Vielleicht haben Sie schon einmal etwas über Chakren gehört oder gelesen oder sind mit der Chakrenlehre sogar ganz gut vertraut. Wenn ja, wissen Sie sicherlich auch, dass Millionen von Menschen Krankheit ganz anders betrachten als wir in der westlichen Welt. Während wir das Hauptaugenmerk auf Viren und Bakterien, Cholesterin und Blutdruck richten, betrachtet man Krankheit dort in erster Linie als eine Störung der Lebensenergie – als eine Fehlkommunikation innerhalb des Systems, zu dem die sieben Hauptenergiezentren des Körpers, die Chakren, gehören.

Es ist bestimmt kein Zufall, dass gerade die Gegend um das Kreuzbein in diesem System als Emotional- beziehungsweise Sakralchakra bezeichnet wird und als „Sitz der Gefühle" gilt. Jede Verletzung, jeder Schmerz in diesem Bereich wird als Folge einer Störung im Gefühlshaushalt des betreffenden Menschen verstanden – und behandelt. Noch deutlicher wird das im Bereich des Steißbeins, denn hier sitzt die Kundalini oder Schlangenkraft. Sie schläft dort so lange zusammengerollt, bis der Mensch „erleuchtet" wird. Dann erwacht die Kunaldini und schießt die Wirbelsäule hoch, wobei sie ihre ganze Kraft entfaltet. Erleuchtet zu sein bedeutet unter anderem, dass man die göttliche Kraft und Macht erkannt hat und annimmt, dass man mit sich und der Welt im Reinen ist und sich gut aufgehoben weiß.

Wenn wir all das auf unsere weniger blumige und anschauliche Weise ausdrücken wollen, können wir vielleicht sagen: Beschwerden im Bereich des Kreuzbeins haben oft einen psychischen Hintergrund. Vielleicht kommt der Betroffene mit einem ganz bestimmten Ereignis oder mit bestimmten Gefühlen nicht zurecht. Vielleicht lässt er etwas nicht „an sich heran". Das führt zu einer Verkrampfung der Muskulatur und schließlich zu den bekannten Problemen. Zugegeben, fernöstlich klingt das alles viel schöner, aber auch unsere „westlichen" Definitionen und vor allem meine eigenen Beobachtungen führen am Ende zu einem ganz ähnlichen Ergebnis.

In diesem Zusammenhang darf man eines nicht vergessen: Menschen, in welchem Kulturkreis und welcher Religion sie auch aufgewachsen sein mögen, suchen eine Erklärung erst dann, wenn sie zuvor etwas beobachtet haben, das dieser Erklärung bedarf. Es muss also an vielen Orten dieser Erde aufgefallen sein, dass Manipulationen im Kreuzbeinbereich emotionale Reaktionen nach sich ziehen. Ich erlebe das jedenfalls sehr häufig, mal mehr, mal weniger heftig.

Als ich in meiner Arbeit mit der Dorn-Methode noch ganz am Anfang stand, bereitete mir die Deblockierung alter Kreuzbeinschäden oft große Schwierigkeiten. Ich war zu vorsichtig und der Druck, den ich ausübte, war viel zu schwach, um wirksam sein zu können. Obwohl ich das vom Kopf her wusste, widerstrebte es mir dennoch in vielen Fällen, mehr Kraft aufzuwenden. Erst nach und nach wurde ich „mutiger" und prompt wurde ich mit den ersten Reaktionen konfrontiert – nichts Schlimmes oder Bedrohliches, lediglich emotionale Hinweise von Seiten der Patienten. Einer fing plötzlich an, mir von seinen Eheproblemen zu berichten. Ein anderer hatte das Bedürfnis, mich einfach mal in den Arm zu nehmen. Wieder ein anderer begann zu weinen und so weiter. Jeder reagierte auf seine Weise. Doch fast alle, bei denen die Reponierung erfolgreich war, hatten eine ganz bestimmte Empfindung: ein warmes, strömendes Gefühl der Befreiung im unteren Rücken. Frei und leicht! Jetzt verstand ich, warum ich anfangs so vorsichtig gewesen war. Als Anfänger hätte ich diesen vielfältigen Reaktionen einfach noch nicht gerecht werden können.

Im Verlauf eines Seminars behandelte ich das Kreuzbein einer Kollegin. Obwohl ich dabei nicht mehr Druck ausübte als gewöhnlich, schrie sie laut auf, befreite sich aus meinem Griff und lief im Raum umher. In den nächsten paar Stunden war sie sehr aufgewühlt und unruhig, bekam heftige Kopfschmerzen und ihr Verhalten verursachte mir ebenfalls welche. Seltsamerweise versicherte sie uns allen die ganze Zeit, dass sie sich „wunderbar“ fühle und dass „alles in Ordnung“ sei. Erst am nächsten Morgen erzählte sie uns, ihr sei plötzlich ein ganz altes Problem mit ihrer Mutter bewusst geworden und das habe sie emotional einfach sehr getroffen. Jetzt sei wieder alles vollkommen in Ordnung. Eine derart heftige Reaktion habe ich zwar nie wieder erlebt, wohl aber immer wieder deutliche Veränderungen im Verhalten von Patienten.

Seit ich um die emotionale Bedeutung des Kreuzbeins weiß, habe ich es mir zur Gewohnheit gemacht, meine Hand nach der eigentlichen Behandlung eine Weile auf diesen Bereich zu legen und den Patienten dabei zu beobachten. Die meisten machen eine unwillkürliche, ganz kleine und kaum spürbare Bewegung auf meine Hand zu. Einige wenige, vielleicht fünf Prozent, machen die gleiche kleine, kaum spürbare Bewegung von meiner Hand weg. Seither kann ich „voraussagen“, wer wiederkommt und wer nicht, wem ich werde helfen können und wem nicht. Bitte verstehen Sie mich nicht falsch. Ich glaube keineswegs daran, dass es Patientin gibt, die krank bleiben wollen. Allerdings weiß ich, dass es im Leben eines Menschen durchaus Umstände geben kann, die ein Gesundwerden nicht sehr verlockend erscheinen lassen oder es sogar völlig unmöglich machen. Außerdem meine ich, dass man mit fortschreitender Dauer einer Krankheit immer mehr den Glauben an eine Heilung verlieren kann. Und wer keine Hoffnung mehr hat, dem kann man nur sehr schwer helfen. Wenn mich jemand am Telefon fragt: „Können Sie mir helfen?“, wird er immer zur Antwort bekommen: „Das weiß ich leider noch nicht, aber ich werde auf alle Fälle mein Bestes versuchen.“

Manchmal ist aber allein die Angst vor der Hoffnung so groß, dass sie jedes Gefühl für Besserung vollständig erstickt. Dann muss man schon sehr genau hinhören, um nicht zu früh aufzugeben. Natürlich ist auch ein schwer leidender Patient immer ein Individuum mit ganz bestimmten Einstellungen und Charaktereigenschaften. Während sich der eine fast dafür entschuldigt, dass er noch keine Besserung seiner Beschwerden feststellen kann, ist ein anderer voller Vorwurf und Enttäuschung. Einer ruft an und bedankt sich für die Hilfe. Ein anderer steht Heilig Abend aus dem gleichen Grund mit Blumen vor der Tür. Von einem dritten höre und sehe ich nichts mehr, bis plötzlich jemand auf seine Empfehlung hin kommt.

Eine Krankengeschichte, die mir besonders am Herzen liegt, möchte ich Ihnen nicht vorenthalten. Sie bildet den Abschluss meiner Ausführungen über die Dorn-Therapie als „rein körperliche“ Behandlungsmethode:

Frau C. K., eine junge Frau um die Dreißig, ebenfalls Heilpraktikerin, meldet sich bei mir zu einer Einführung in die Methode Dorn an. Sie arbeitet viel mit Kindern, und zwar überwiegend mit Kindern, die unter irgendeiner Form von geistiger oder körperlicher Behinderung leiden. Im Seminar erfahre ich nicht viel mehr über sie, als dass sie selbst vielfältige Probleme mit der Wirbelsäule hat und sich auf eine Behandlung von mir freut. Allerdings bittet sie um etwas, was eigentlich im Gegensatz zu den üblichen Gepflogenheiten in den Seminaren steht: Sie möchte nur von mir allein behandelt werden und nicht – wie alle anderen Teilnehmer – als „Versuchskaninchen" herhalten müssen.

Alle Teilnehmer sind einverstanden, denn schließlich muss man mit dem Rücken eines Menschen, der ohnehin Probleme hat, äußerst vorsichtig umgehen. Ich behandle sie und bin einigermaßen erschrocken über die vielen Gelenkfehlstellungen und Wirbelblockaden dieser noch so jungen Frau. Sie hat eine erhebliche Beinlängendifferenz und das rechte Knie, alle drei Kreuzbeingelenke rechts, zahlreiche Brustwirbel, das Kiefer- und das Schlüsselbeingelenk müssen ausgiebig behandelt werden. Das war im Juli 1999.

Etwa ein halbes Jahr später ruft sie mich an und vereinbart einen Behandlungstermin. Sie kommt und was sie mir dann erzählt, erschüttert mich zutiefst: Sie hat Multiple Sklerose und schon einige heftige Schübe erlitten. Das erste Mal aufgetreten sind die Symptome dieser sogenannten Autoimmunerkrankung (was ungefähr bedeutet, dass man keine Ahnung hat, woher sie kommt und wie man sie wirklich gezielt behandeln kann) Ende 1997 nach einer umfangreichen Amalgamentfernung aus den Zähnen: schwerste Lähmungserscheinungen in den Beinen, Doppelbilder, Depressionen, Angstzustände und Schmerzen im ganzen Körper. Dazu stellte sich eine langandauernde Nieren- und Blasenentzündung ein, die mit Antibiotika behandelt wurde, was die Patientin zusätzlich schwächte. Dieser Zustand – mal mehr, mal weniger schlimm – hielt fast anderthalb Jahre an, ohne dass eine wirkliche Besserung eingetreten wäre. Als die Patientin 1999 in mein Seminar kam, ging es ihr seit etwa vier Wochen etwas besser. Sie erzählte weiter, dass sie sich nach meiner Behandlung gefühlt habe, als sei sie „von einem Zug überfahren worden". Tagelang habe sie nicht gewusst, welcher Knochen, welcher Muskel und welcher Nerv in ihrem Körper am meisten schmerze, aber dann sei es von Tag zu Tag besser geworden. Immer mehr und mehr, bis sie schließlich keinerlei Beschwerden mehr gehabt habe. Die erneute Untersuchung ergab immer noch eine leichte Beinlängendifferenz, ein subluxiertes Kreuzbein und eine starke Blockierung, besonders der Nieren- und Blasenwirbel. Sie hatte sich zwischenzeitlich von ihrem Partner behandeln lassen, der das auch gut gemacht hatte.

Ich hörte ein halbes Jahr lang nichts von ihr, erfuhr aber von einer anderen Kollegin, es ginge ihr sehr gut, sie habe sehr viel zu tun und keinen weiteren Schub ihrer Krankheit mehr erlitten. Vor drei Tagen habe ich sie in einem meiner Vorträge getroffen und sie sah recht gut aus. Allerdings, so erzählte sie mir, habe sie vor einiger Zeit doch wieder einen Schub gehabt, aber nichts anderes getan, als sich mit der Methode Dorn behandeln zu lassen. Keine Medikamente – nichts. Sie war ganz sicher: Das einzige, was ihr wirklich gut tat und auch half, war die Behandlung ihrer Wirbelsäule. Danach war sie stets einige Zeit beschwerdefrei. Ich möchte nicht behaupten, dass die Dorn-Therapie Multiple Sklerose heilen kann. Das wäre vermessen, aber nach diesem Beispiel bin ich mehr denn je davon überzeugt, dass auch „unheilbare" Krankheiten über die Wirbelsäule behandelt und schließlich gemildert werden können.

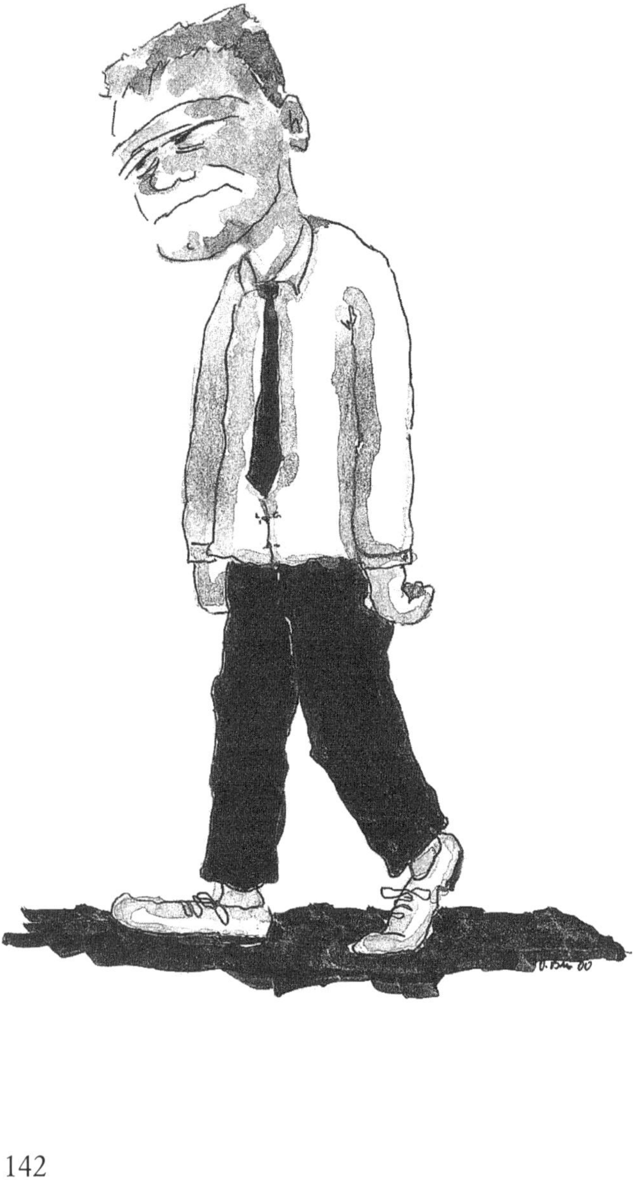

Kapitel 9
Depressionen und die Wirbelsäule

Zugegeben, es klingt ein wenig ungewohnt, wenn man die Wirbelsäule in einem Atemzug mit Depressionen nennt, aber ganz so abwegig, wie es vielleicht auf den ersten Blick erscheinen mag, ist es nicht.

Ich bin von Haus aus Psychologin. Das heißt, dass ich mich schon lange, bevor ich etwas von Naturheilkunde oder Dorn-Therapie gehört habe, mit der Psyche des Menschen beschäftigt habe. Eigentlich war das mit ein Grund, warum ich mich im fortgeschrittenen Alter noch einmal auf die Schulbank gesetzt habe, um für die amtsärztliche Überprüfung als Heilpraktikerin zu büffeln. Ja, büffeln, denn wer glaubt (leider sind das immer noch viel zu viele), es reiche aus, einen oder maximal zwei Wochenendkurse zu besuchen, um diese Überprüfung zu bestehen, befindet sich im Irrtum. Leider scheinen besonders Schulmediziner hartnäckig an diesem Gerücht festzuhalten. Ein Schelm, wer Böses dabei denkt.

Ich kann Ihnen versichern, es war absolut kein Honigschlecken. Ich habe fast drei Jahre lang hart gearbeitet und bestimmt hundert Seminare besucht – alles auf eigene Kosten und aus eigener Initiative versteht sich –, bis ich mich „vor den Amtsarzt getraut habe". Jetzt kann ich sagen: Ein Heilpraktiker, der wirklich als solcher arbeitet und in den letzten zwanzig Jahren zugelassen wurde, versteht sein Geschäft und hat genug Ahnung von Medizin, um wichtige Zusammenhänge erfassen und einordnen zu können.

Natürlich habe ich mir diesen ganzen Stress nicht „einfach so" zugemutet. Ich hatte einen durchaus triftigen

Grund: Die Menschen, die zu mir kamen, galten alle als „psychisch krank“, was immer man darunter verstehen soll. Nicht so krank, dass man sie in eine Klinik gebracht hätte, obwohl das auch schon viele hinter sich hatten, aber dennoch krank genug, dass sie mit irgend etwas in ihrem Leben einfach nicht mehr zurecht kamen.

Ungefähr achtzig Prozent dieser Menschen kamen mit der Diagnose „exogene Depression“. Exogen bedeutet „von außen kommend oder reaktiv, als Antwort auf etwas“. Im Gegensatz dazu kennt man die endogenen Depressionen, die ohne einen äußerlichen Anlass entstehen.

Warum ein Mensch depressiv wird, ist bis heute nicht wirklich geklärt. Es gibt viele verschiedene Denkansätze, aber so richtig bewiesen ist eigentlich keiner. Freud versuchte es mit dem Ödipuskomplex. Er glaubte, dass manche Kinder ein Leben lang nicht mit der Tatsache fertig werden, dass Vater oder Mutter nie Sexualpartner für sie sein können. Adler lehnte diese Meinung völlig ab und stellte an ihre Stelle den Minderwertigkeitskomplex, der aus der Kleinheit des Kindes in einer Erwachsenenwelt entsteht. Jung sah es wieder etwas anders und die heutigen Psychologen kombinieren verschiedene Meinungen oder entwickeln eigene. An Erklärungsversuchen mangelt es also nicht. Warum ist es uns dann bis heute nicht gelungen, etwas anderes gegen Depressionen zu unternehmen, als die betroffenen Menschen mit Medikamenten aller Art ruhig zu stellen?

Gesichert ist, dass man bei einigen chronisch Depressiven einen sehr niedrigen Serotoninspiegel diagnostiziert hat. Serotonin ist ein Hormon, das in verschiedenen Situationen verstärkt gebildet und an den Organismus abgegeben wird: bei der sexuellen Betätigung, beim Joggen, wenn jemand zart über unsere Haut streichelt und überhaupt bei „lustvoller körperlicher Betätigung“. Immer dann, wenn sich ein Wohlgefühl in Ihnen breit macht, ist Serotonin mit von der Partie. Auch der Genuss von Schokolade regt die Serotoninproduktion an. Nur, warum haben längst nicht alle Depressiven einen niedrigen Serotoninspiegel? Und was unterscheidet diese Depression von einer anderen? Gibt es wirklich nur zwei Arten von Depression, exogene und endogene? Wie und wo entsteht sie und wer ist davon betroffen?

Diese Fragen waren es, die mich auf die Schiene der Naturheilkunde brachten.

In der Regel waren nämlich alle meine Patienten mehr oder weniger vollgestopft mit den verschiedensten Psychopharmaka und es war kaum möglich herauszufinden, wie sie sich wirklich fühlten und was sie beschäftigte. Sie schlurften mit hängenden Schultern und gesenktem Kopf herein, saßen eine Weile da, nickten, weinten manchmal oder jammerten und gingen genauso wieder hinaus. Das war frustrierend für alle Beteiligten.

Ich wollte Alternativen haben, wollte mehr, als nur mit „Automaten“ reden. Irgendwann stellte ich dann fest, dass sehr viele meiner deprimierten Patienten auch Rückenprobleme hatten. Und daraus ergab sich ein ganz neues Bild.

Wohlgemerkt, ich spreche hier nicht von hirnorganisch bedingten Erkrankungen, nicht von Schizophrenie, nicht von Psychosen, nicht von manisch-depressiven Patienten, sondern ausschließlich von exogenen beziehungsweise reaktiven Depressionen.

Der Mensch ist mehr als die Summe seiner Zellen, Muskeln, Knochen und so weiter. Er besteht auch aus Information und Intuition, aus dem, was wir Seele nennen. Er ist ein lebendiges Ganzes, das immer in Abhängigkeit von seiner Umwelt und von seinen Artgenossen lebt. Was er denkt und fühlt, wie er seine Umwelt wahrnimmt, was er vom Gegenüber erwartet und so weiter, ist für seine Gesundheit mindestens ebenso wichtig wie sein Blutdruck und sein Cholesterinspiegel. Es gibt keine zwei Menschen, die dasselbe Ereignis auf die gleiche Art und Weise wahrnehmen und verarbeiten – noch nicht einmal eineiige Zwillinge. Alles, was wir erleben, erleben wir völlig subjektiv. Wir können nie mit hundertprozentiger Sicherheit sagen, dass unser Erleben richtig ist, selbst dann nicht, wenn es sich um ein scheinbar ganz simples Ereignis handelt.

Ein Beispiel: Sie wachen morgens auf und es regnet. Sie denken vielleicht: „Mistwetter, am liebsten würde ich mich umdrehen und weiterschlafen." Viele Menschen werden so denken, aber sicher werden Sie mir zustimmen, wenn ich behaupte, dass sie völlig unterschiedlich reagieren. Einer denkt vielleicht: „Oh, es regnet. Super, dann fällt der blöde Wandertag heute aus" und ein anderer: „Ach du lieber Himmel, hoffentlich hört es bis heute Abend wieder auf" und so weiter und so weiter. Unsere Reaktion auf etwas, das von außen kommt, hängt davon ab, in welcher Situation wir uns befinden und inwieweit die davon betroffen ist. So weit ist das sicherlich leicht zu verstehen und jeder wird mir recht geben.

Was ist aber, wenn man gleichzeitig emotional reagiert. Das gleiche Beispiel: Sie wachen auf und es regnet. Sie denken: „Schrecklich, alles ist grau in grau. Was für ein furchtbarer Tag wird das wieder werden? Vermutlich wird die neue Kollegin mich nicht leiden können und mein Chef wird sie mir vorziehen. Dabei reibe ich mich auf und keiner merkt es. Mich kann ja sowieso kaum einer leiden und ob ich da bin oder nicht, fällt keinem auf, ich könnte eigentlich genau so gut tot sein..."

Übertrieben? Oh nein, so ähnlich sieht das Denkmuster eines Menschen aus, der in einer Depression steckt. Er sieht nur das Negative, bezieht es immer auf sich und findet keinen Ausweg. Alles andere blendet er komplett aus seinem Denken und Fühlen aus oder dreht es einfach um. Die Sonne scheint von einem strahlend blauen Himmel, die Vögel zwitschern, es ist ein wundervoller Tag. – Nicht für einen Menschen mit Depressionen. Der sieht das Ozonloch und die Smoggefahr, weiß, dass den „Vogel, der am Morgen singt, am Abend die Katz holt" und dass auf einen solchen Tag bestimmt wochenlang Regen und Kälte folgen werden. Dem mit Logik oder Gegenargumenten begegnen zu wollen, ist vergebene Liebesmüh. Es verstärkt die Symptomatik nur, weil die Betroffenen sich nicht verstanden und nicht akzeptiert fühlen. Sie erleben ihre Gefühle genau so und spüren, dass sie richtig sind.

Es ist nur die Frage, warum? Wo genau muss man nach diesem „Umschalter ins Negative" suchen? Dazu noch eine Demonstration, was Information zu leisten vermag:

Sie sitzen im Theater oder in einem Konzert und plötzlich „spüren" Sie, dass jemand Sie anstarrt. Sie lassen Ihre Blicke schweifen – und wirklich: Mindestens fünf Reihen hinter Ihnen sitzt jemand, der unverwandt zu Ihnen hinschaut. Ihre Reaktion darauf wird unterschiedlich sein. Sie wird unter anderem davon abhängen, ob Sie männlich oder weiblich sind, jung oder alt, liiert oder ledig; ob der, der Sie anstarrt, Ihnen gefällt und so weiter. Was Sie letztendlich empfinden, wenn Sie merken, dass Sie angestarrt wurden, ist also wiederum von äußerlichen Dingen abhängig.

So weit werden Sie das alles logisch finden, aber fällt es Ihnen auch leicht zu erklären, wieso Sie über eine Distanz von fünfzig Metern hinweg Blicke „spüren" konnten? Sie sind nicht berührt worden, keine Sinneszelle in der Haut konnte etwas an Ihr Gehirn weitergeben. Ihre Augen haben nichts wahrgenommen, Ihre Ohren auch nicht. Was war es dann? Welches „Organ“ ist dafür zuständig? Und hat das jeder Mensch oder nur einige, manche mehr, manche weniger? Ich habe etwas am eigenen Leibe erlebt, das mich veranlasst hat, mich näher mit dieser Frage zu beschäftigen.

Vor etwa fünfzehn Jahren musste ich für einem an sich völlig harmlosen operativen Eingriff ins Krankenhaus. Ich war in keiner Weise ein Risikopatient, nicht übergewichtig, nicht herzkrank, kein Raucher. Auch hatte ich keine Angst, war nicht beunruhigt und hatte keinerlei böse Vorahnungen. Und doch starb ich in diesem Krankenhaus.

Es war eigentlich schon alles überstanden. Eine Schwester kam, gab mir eine schmerzstillende Spritze, wünschte mir eine gute Nacht ... Das ist alles, woran ich mich erinnern kann. Vierzehn Stunden später wachte ich auf der Intensivstation auf.

Später erfuhr ich von der gleichen Schwester, einer Ordensschwester, was vorgefallen war. Sie hatte ihren Mantel angezogen, ihre Sachen genommen und war gerade dabei, das Krankenhaus zu verlassen, weil ihr Dienst zu Ende war. Im Treppenhaus hatte sie plötzlich „ein ganz komisches Gefühl und das dringende Bedürfnis, noch einmal auf die Station zurückzukehren“. Sie ignorierte es zunächst, aber es wurde stärker, bis sie schließlich fast zurückrannte.

Erst als sie auf der Station angekommen war, wurde ihr klar, dass sie überhaupt nicht wusste, warum sie rannte. Dennoch ging sie zielstrebig und ohne zu zögern in mein Zimmer ... und rettete mein Leben. Ich hatte eine schwere allergische Reaktion auf das Schmerzmittel und konnte nur mit knapper Not wiederbelebt werden. Zwei Minuten später wäre es endgültig zu spät gewesen. „Meine“ Schwester war natürlich ein sehr gläubiger Mensch und davon überzeugt, dass „Gott selbst“ sie auserwählt hatte, mich zu retten. Dafür war und bin ich beiden sehr dankbar. Dennoch blieb für mich immer die Frage offen, über welche Sensoren so etwas funktioniert. Warum hatte sie und nicht ich die drohenden Gefahr „gespürt“, die doch mich betraf? Warum hatte mein Mann tief und fest geschlafen? Warum waren meine Kinder nicht aufgewacht? Warum diese Schwester und kein anderer?

Ich bin sicher, dass viele, viele Menschen Ähnliches entweder selbst erlebt oder bei anderen beobachtet haben. Es gibt sie, diese „sensorisch Begabten“, diese Menschen, die mehr mitbekommen als andere. Ob Sie es Aura nennen oder Sensibilität, Übererregbarkeit oder Spinnerei, hängt ganz von Ihrer Einstellung ab. Ich glaube, dass es etwas mit nervaler Wahrnehmung zu tun hat, dass es eine Frage der Wirbelsäule ist, genauer gesagt, der Ganglien. Der verdickten Anfänge unserer Spinalnerven. Ich werde mir Mühe geben, Ihnen zu erklären, warum ich das glaube. Doch zuvor noch einmal zurück zum Thema Depression.

Um überhaupt denken, fühlen oder empfinden zu können, brauchen wir Zellen, Nervenzellen genauer gesagt. Die gibt es reichlich im Inneren der Wirbelsäule, im Rückenmark und auch auf unserer Haut, wie Sie ja bereits wissen. Wenn Sie nun glauben, was schließlich auch „wissenschaftlich bewiesen“ ist, dass diese Zellen Empfindungen aufnehmen und weiterleiten können, dass sie in der Lage sind, Angenehmes von Unangenehmem zu unterscheiden, warum sollten sie dann nicht in der Lage sein, Traurigkeit weiterzuleiten? Und was ist Depression denn anderes, als tiefe, tiefe Traurigkeit?

Aus Amerika kommt ein relativ neues psychotherapeutisches Verfahren, das hauptsächlich bei schwersttraumatisierten Patienten angewandt wird: EMDR (Eye Movement Desensitisation and Reprocessing). Die Betroffenen werden gebeten, mit ihren Augen dem sich bewegenden

Finger des Therapeuten zu folgen und dabei so intensiv wie möglich an das „schreckliche Erlebnis" zu denken. Vorher bittet man sie, die Stärke ihrer Empfindung auf einer Skala von 1 bis 10 zu markieren. In der Regel ist bereits nach dreißig Sekunden festzustellen, dass das Gefühl schwächer wird. Man kann Empfindungen also dadurch verändern, dass man die Augen in einer bestimmten Weise hin- und herbewegt.

Die Hirnforschung weiß warum: Unser Gehirn ist in verschiedene Bereiche unterteilt, unter anderem in ein Kurzzeit- und ein Langzeitgedächtnis. Wenn ein Ereignis, das sehr unangenehm war, den Weg aus dem Kurzzeitgedächtnis ins Langzeitgedächtnis nicht findet, kann das den Betreffenden sehr krank machen und manchmal ein Leben lang quälen. Damit EMDR so wirksam sein kann, müssen verschiedene Wahrnehmungen kooperieren: die Augen, also die Sehzellen, die Muskelzellen und die Gehirnzellen, die an das Ereignis denken, und zwar so genau wie möglich, in allen Einzelheiten, mit allen damit verbundenen Gerüchen, Geräuschen, Gefühlen und Empfindungen. Das alles vermögen Zellen! Und ich bin sicher, dass wir mit unserer Erkenntnis, was die Zellen alles vermögen, erst am Anfang stehen.

Wie gesagt, viele meiner Patienten, die unter einer so genannten Depression litten, hatten auch Rückenprobleme. Was lag also näher, als das Problem von zwei Seiten anzugehen: von der körperlichen und von der seelischen?

Ich muss dazu sagen, dass ich sehr viele ältere Leute behandelt habe, die noch nie wegen einer „Depression" in Behandlung gewesen waren. Sie waren einfach gekommen, weil ihnen der Rücken oder ein Gelenk weh tat. Erst im Laufe der Zeit sprachen sie über ihre seelischen Probleme, über die Leere in ihrem Leben, die Lustlosigkeit, morgens überhaupt aufzustehen, darüber, dass ihnen nichts mehr Freude macht und nichts mehr schmeckt. Hätten sie diese Symptome einem Psychiater geschildert, wäre die Diagnose vermutlich „Depression" oder „Altersdepression" gewesen und Psychopharmaka die Lösung.

Ich aber fand oft ganz reale Gründe für diese Symptome: den Tod des Ehepartners oder eines Kindes, mangelnde Ansprache und Vereinsamung. Kein Anlass mehr für eine Serotoninausschüttung! Und noch etwas fiel mir auf: die Körperhaltung dieser Menschen. Sie waren im wahrsten Sinne des Wortes „in sich zusammengesunken", schauten kaum noch hoch, sahen mich auch nie lange an. Erst nach einer ganzen Weile, wenn sie schließlich doch den Kopf hoben, wurde ihre Stimme kräftiger und langsam kam auch der Körper wieder aus der Versenkung.

Ist Ihnen schon einmal aufgefallen, dass wir fast alle Emotionen mit bestimmten Körperhaltungen oder Gesten verbinden? Wir „springen vor Freude in die Luft" oder „lassen resigniert den Kopf hängen", wir „ballen die Fäuste vor Zorn" oder „schütteln uns vor Lachen". Versuchen Sie einmal in die Luft zu springen und gleichzeitig tiefe Traurigkeit zu empfinden oder resigniert die Fäuste zu ballen. Sie werden feststellen, dass es fast unmöglich ist. Unsere Stimmung hat also auch etwas mit unserer Haltung zu tun und unsere Haltung kommt schließlich durch die Wirbelsäule zustande, oder?

Wie, glauben Sie, fühlt sich ein Mann, der mit hängenden Armen und tief gesenktem Kopf auf Sie zukommt? Die Füße scheint er kaum vom Boden hochzubekommen und jeder Schritt fällt ihm schwer. Ist er fröhlich? Hat er gerade eine Gehaltserhöhung oder eine gute Nachricht bekommen? Wartet etwas Erfreuliches auf ihn? Sicher nicht. Was er wirklich empfindet, wissen wir nicht. Wir können nicht unterscheiden, ob er krank ist oder traurig, ob jemand gestorben ist oder ob er seine Arbeit verloren hat. Aber ob er fröhlich oder deprimiert ist, spiegelt sich in seiner Haltung deutlich wider.

Und glauben Sie etwa, dieser Mann habe sich eigens vorgenommen, als Reaktion auf das, was ihn so bedrückt, die Arme hängen zu lassen und den Kopf zu senken? Nein, das hat er sicher nicht. Sein Gemütszustand hat diese Haltung bewirkt, ohne dass eine bewusste Entscheidung dafür nötig gewesen wäre. Seele und Körper sind eben eine untrennbare Einheit und alle unsere Zellen kommunizieren miteinander.

Wenn das in die eine Richtung funktioniert, warum sollte es dann nicht auch in die andere gehen? Warum sollte es jemandem, der sehr traurig oder meinetwegen auch deprimiert ist, nicht helfen, wenn man ihn „aufrichtet", und zwar im eigentlichen Sinn des Wortes? Wenn man seine Wirbelsäule wieder ins Lot bringt? Wenn man ihn gerade macht? Dazu muss man ihn anfassen, ihn berühren. Be-handeln heißt dann immer auch „erreichen", was im reinen Gespräch keineswegs immer gelingt.

Ich glaube, dass diese Art von Depression auf ein äußeres Erlebnis oder Erleben folgt, dessen Information nicht richtig verarbeitet wurde und daher andauernd nachwirkt – vielleicht an einem bestimmten blockierten Wirbel, vielleicht durch ein subluxiertes Kreuzbein oder durch eine Skoliose. Wenn man durch eine Dorn-Behandlung die Wege wieder frei macht, kann das Erleben verarbeitet werden und neuen Informationen Platz machen.

Mag sein, dass das momentan noch für sehr wenig wahrscheinlich gehalten wird, aber auch EMDR wird in Deutschland von vielen etablieren Psychologen und Psychiatern als Humbug bezeichnet. Daran ändert auch die Tatsache nichts, dass weltweit Heilungserfolge von bis zu neunzig Prozent auf das Konto dieser Methode gehen, die Helen Shapiro bei einem Spaziergang entdeckte. Sie stellte fest, dass ihre Verstimmung verschwand, nachdem sie eine Weile zwischen den Bäumen hin und her geschaut hatte.

Helen Shapiro ist keineswegs die einzige, die davon ausgeht, dass alle krankmachenden Gefühle „steckengebliebene" Empfindungen sind. Auch die Psycho-Kinesiologie von Dr. med. Klinghardt, eine weltweit anerkannte und sehr erfolgreiche psychotherapeutische Methode, geht von diesem Grundgedanken aus. Sie prüft über den so genannten Muskeltest, welche Gedanken und/oder Gefühle in der Lage sind, einen eigentlich starken Muskel zu schwächen. Dazu streckt der Patient einen Arm wagerecht vom Körper weg, der Therapeut drückt leicht von oben darauf und bittet den Betreffenden, diesem Druck standzuhalten. Das funktioniert zunächst ohne Schwierigkeiten. Dann wird der Klient gebeten, an ein Ereignis zu denken, unter dessen Folgen er leidet, oder an die Person, die es ihm zugefügt hat. Wenn der Test jetzt am selben Arm und mit dem gleichen Druck wiederholt wird, gelingt es nicht mehr, den Arm oben zu halten. Er ließe sich jetzt von einer Feder nach unten drücken. Gedächtnis- und Muskelzellen gehen auch in diesem Fall eine Allianz zum Wohl des Ganzen ein.

Kapitel 10
Was ist die Psyche?

„Das ist wirklich nicht schwer zu beantworten: Alles, was nicht Körper ist, ist Psyche“, sagte einmal einer meiner Lehrer auf die gleiche Frage eines Schülers. Und so verkehrt ist das gar nicht, denn auch das *Roche Lexikon Medizin* sagt lapidar: „i.w.S. die Seele im Gegensatz zum Leib“.

In der Tat versteht man unter Psyche alle bewussten und unbewussten seelischen Vorgänge im Gegensatz zu den körperlich-biologischen Abläufen. Danach würden alle „abstrakten“ Gefühle wie Neid, Eifersucht, Hass, aber auch Glück, Liebe und Freude die Seele betreffen und andere Empfindungen, wie beispielsweise Schmerz, beträfen den Körper.

Nun ist aber erwiesen, dass bei vielen positiven Gefühlen, zum Beispiel, wenn wir Liebe oder Glück empfinden, das Serotonin mit im Spiel ist, und bei Hass, Angst und so weiter das Adrenalin. Beides sind körpereigene Hormone. So ganz kann das mit der klaren Trennung von Psyche und Körper also nicht stimmen!

Glücklicherweise ist man in den vergangen Jahren immer mehr zu einer holistischen, das heißt ganzheitlichen Betrachtungsweise des Menschen übergegangen. Alles, was seinen Körper betrifft, hat Einfluss auf seine Seele und umgekehrt. Dieser Gedanke ist aber keineswegs eine Errungenschaft der Neuzeit. Schon Paracelsus (1489 – 1541) betonte, dass der Mensch keine isolierte Einheit ist, sondern in einem übergeordneten Zusammenhang steht.

Vielleicht kann man „Psyche“ als die Summe alle Empfindungen definieren, und zwar unabhängig davon, ob sie als Reaktion auf innere oder äußere, auf reale oder abstrakte Erlebnisse entstehen.

Ich bilde mir das doch alles nicht nur ein

Schon viele Patienten haben diesen Satz mehr oder weniger überzeugt ausgesprochen.

In unseren naturheilkundlich orientieren Praxen haben wir tagtäglich mit Menschen zu tun, die den „langen Weg durch die Instanzen" bereits gegangen sind. Ohne Erfolg! Sie haben Schmerzen, Hautausschläge, Tinnitus, Depressionen und so weiter. Viele suchen seit Jahrzehnten verzweifelt nach einem Ausweg aus ihrem Leiden, ohne ihn zu finden. Die Schulmedizin hat alles getan, was ihr möglich war. Die modernsten technischen Geräte sind zum Einsatz gekommen. Sämtliche Medikamente wurden ausprobiert. Irgendwann kommt dann unweigerlich der Punkt, an dem der jeweilige Experte mit den Schultern zuckt und auch nicht mehr weiterweiß. Der Patient bleibt sich selbst überlassen.

Spätestens jetzt stellt er sich dann meist die Frage: „Bilde ich mir das denn wirklich alles nur ein? Meine Schmerzen, diese furchtbaren Geräusche in meinem Ohr, meine Schlaflosigkeit, meine unendliche Traurigkeit?" Als letzte Erklärung taucht nun der Begriff der „psychosomatischen Erkrankung" auf (*Psyche*, die Seele, *Soma*, der Körper). Es handelt sich also um eine Erkrankung, die sowohl die Seele als auch den Körper betrifft.

Sollte sich das nicht ohnehin von selbst verstehen? Seele und Körper sind doch eine Einheit, wie wir spätestens seit Paracelsus wissen. Was die eine Seite betrifft, muss also zwangsläufig auch die andere betreffen. Wozu also diese Diagnose, die in den letzten Jahren so erstaunlich häufig gestellt wird? Und was will man damit eigentlich zum Ausdruck bringen? Heißt das: Da ist ein Mensch in seiner Ganzheit erkrankt, an Körper und Seele, und nun bemüht man sich darum, beide Anteile wieder gesund zu machen? Oder heißt es eher: Da ist ein Mensch, dessen Psyche nicht richtig funktioniert. Er bildet sich ein, er sei krank, ohne dass er wirklich krank ist?

Wenn Sie selbst schon einmal mit der Diagnose „psychosomatisch“ konfrontiert wurden, werden Sie mir zustimmen, dass meist die zweite Variante anklingt. Und der Patient bleibt mit einem schalen Gefühl auf der Strecke. Nicht nur behält er sein Leiden, er bekommt sogar noch ein neues dazu: Er ist jetzt „psychosomatisch“. Leider sind häufig auch die Familienmitglieder, die Freunde und die Arbeitskollegen der Meinung, eine „psychosomatische“ Erkrankung, sei eine „eingebildete“ Erkrankung, also keine echte!

Das ist in Anbetracht des Kenntnisstands der meisten Menschen möglicherweise sogar verständlich, aber es ist falsch. Es bleibt sich eigentlich vollkommen gleich, welcher Teil eines Menschen erkrankt. Krankheit kann nicht in „echt“ oder „unecht“ unterschieden werden. Wenn Sie sich beim Skifahren ein Bein brechen, merkt natürlich jeder, dass Sie krank sind. Das Gipsbein ist nicht zu übersehen. Man kann es anfassen, seinen Namen draufschreiben und so weiter. Ihren Tinnitus hört niemand außer Ihnen. Und warum Sie so unendlich traurig sind, verstehen ja nicht einmal Sie selbst. Wie sollte es dann ein Außenstehender verstehen können?

Wenn alle Röntgen- und CT-Aufnahmen behaupten, Sie seien gesund, und Sie aber weiterhin bei jeder Bewegung Höllenqualen erleiden, sind Sie dann verrückt oder funktionieren die Geräte nicht richtig? Woran erkennt man Schmerz? Wie misst man ihn?

Zugegeben, es mag Menschen geben, die ein Leiden vortäuschen, um sich einen „Vorteil“ zu verschaffen: nicht arbeiten gehen zu müssen, ihren Partner zu drangsalieren, erwachsene Kinder weiterhin an sich zu binden, Rente zu bekommen und so weiter. Wenn Sie denen nun nachweisen können, dass sie in Wirklichkeit gar keine Schmerzen haben, sind sie dann automatisch gesund, suchen sich einen Job, werden nette Mitmenschen und wohlwollende Eltern? Sicherlich nicht!

Wenn man die Gründe nicht findet, die hinter diesen ganzen Bemühungen stecken, kann man nichts verändern. Die vorgetäuschten körperlichen Schmerzen dienen ja nur einem Zweck: Man möchte sein Gegenüber davon überzeugen, dass man nicht tun kann, was von einem erwartet wird. Ein an Körper und Seele gesunder Mensch lebt nicht freiwillig auf Kosten anderer, quält seine Mitmenschen nicht und lässt seine Kinder ihr eigenes Leben leben. So gesehen sind auch die „eingebildeten Kranken“ Kranke.

Ich bin felsenfest davon überzeugt, dass kein einziger Mensch auf dieser Welt „grundlos“ krank ist. Wenn wir uns nur die Mühe machen würden herauszufinden, was ihm fehlt, würden wir den Grund schon finden. Wenn uns das nicht gelingt, vielleicht weil wir uns nicht genug Mühe geben, weil wir keinen Zugang zu unserem Gegenüber finden, weil es ihn selbst schon zu tief in sich vergraben hat, um ihn überhaupt noch finden zu können, dürfen wir dennoch nicht behaupten, es gäbe diesen Zugang nicht.

Früher vergaß man die Seele, heute den Körper

Diese wichtige und richtige Suche nach den „psychischen Hintergründen“ im Verhalten eines Menschen darf jedoch nicht dazu führen, dass wir alles, was wir nicht sehen können, als „psychosomatisch“ deklarieren oder gar abwerten. Unsere Medizin hat zweifelsohne riesige Fortschritte gemacht. Wir transplantieren Organe, heilen Seuchen, die früher ganze Städte leergefegt haben, fahren mit Mikrokameras durch die Gefäße und können jeden Winkel des menschlichen Gehirns scheibchenweise fotografieren. Unsere Diagnostik ist unübertroffen. Nur an dem, was wir daraus machen, könnte noch einiges verbessert werden.

Noch vor wenigen Jahrzehnten kannte man den Begriff „Psychosomatik“ überhaupt nicht. Alles, wofür man kein körperliches Leiden verantwortlich machen konnte, war „geisteskrank“ und gleichbedeutend mit „verrückt“.

Glücklicherweise hat hier ein gründlicher Wandel stattgefunden. Allerdings wird man manchmal das Gefühl nicht los, dass in manchen Kreisen schon wieder des Guten zu viel getan wird. Da vergisst man dann, dass der Mensch nicht nur eine Seele, sondern auch einen Körper hat.

Sie haben einen Schnupfen? Wovon haben Sie die Nase voll? Sie fühlen eine Grippe „nahen“? Wovor möchten Sie ausweichen? Sie sind beim Wandern umgeknickt und haben sich den Fuß verstaucht? Wo möchten Sie denn nicht hingehen? Sie haben sich den Magen verdorben? Was schlucken Sie denn dauernd runter? Sie haben Migräne? Ist Ihr Sexualleben in Ordnung? Tinnitus? Was wollen Sie denn nicht hören? Welche Symptome der Mensch auch haben mag, seinen Körper betreffen sie anscheinend gar nicht mehr. Viren, Bakterien, Pilze und Co. gehören der Vergangenheit an, Psyche ist angesagt!

Kein Mensch passt in eine Schublade

Natürlich stimmt es, dass man, wenn die Abwehrkräfte geschwächt sind, schneller einem Virus zum Opfer fällt und Bakterien weniger Paroli bieten kann. Aber fänden Sie es gut, wenn man Sie bei jeder Befindlichkeitsstörung gleich in eine „psychologische Schublade" stecken würde? Ich nicht!

Ich denke, man sollte das Kind nicht gleich mit dem Bade ausschütten, denn auch dieses einseitige „Psychodenken" führt uns weg von dem, was gut und richtig ist: die Einheit von Körper und Geist, das ganzheitliche Betrachten und Behandeln eines Leidens.

Natürlich ist es möglich, dass ein Mensch, der immer wieder unter einer verstopften Nase leidet, auch von einer bestimmten Situation die „Nase voll" hat. Es kann aber auch sein, dass seine Halswirbelsäule nicht in Ordnung ist, dass seine Nebenhöhlen organische Probleme haben, dass er mit der Klimaanlage nicht zurecht kommt, dass seine Abwehr gestärkt werden muss und so weiter.

Eine Krankheit – viele Möglichkeiten. Daher beginnt bei mir jede Untersuchung mit einem Gespräch. Nicht nur über Krankheiten, sondern über alles mögliche. Was der Patient mir erzählen möchte, ist willkommen, denn aus allem ergibt sich ein Bild. Ich schaue mir mein Gegenüber an, höre ihm zu, nehme es als Ganzes auf.

Dabei höre ich auch in mich selbst hinein. Was löst mein Gegenüber in mir aus? Kann ich diesen Menschen gut annehmen oder ist da Abwehr? Habe ich Mitgefühl und Verständnis oder schüttle ich innerlich den Kopf? Glaube ich, dass ich ihm helfen kann, oder habe ich den Verdacht, dass er das gar nicht will? Alle diese Eindrücke nehme ich mit in die anschließende körperliche Untersuchung.

Zum Be-handeln braucht man Hände

Natürlich untersuche ich auch mit meinen Augen, meiner Nase, meinen Ohren, aber in erster Linie benutze ich meine Hände.

Mit den Augen sehe ich beispielsweise, ob eine Beinlängendifferenz vorliegt, erkenne unebene Kniegelenksfalten, Muttermale und so weiter. Mit der Nase nehme ich außergewöhnliche Hautausdünstungen auf, die vielleicht auf eine Leber oder Nierenerkrankung schließen lassen, und wenn ich Gelenke überprüfe, höre ich, ob sie störungsfrei funktionieren oder ob es in ihnen „knirscht und knackt". Für alles andere benötige ich nur noch meine Hände. Ich benutze keinerlei technisches Gerät. Ich fasse Menschen an.

Als Dorn-Therapeutin be-handle in erster Linie ihren Rücken, das Kreuzbein und die Gelenke. Ich konzentriere mich auf das, was „unter meinen Fingern stattfindet". Manchmal schließe ich dabei auch noch die Augen, um durch nichts anderes abgelenkt zu werden. Über die Tastzellen an den Fingerkuppen kann ich selbst kleinste Unebenheiten und Blockierungen wahrnehmen, denn diese Zellen sind ungleich genauer als jedes noch so technisch ausgefeilte Gerät.

Dazu kommt, dass die meisten Menschen, die Schmerzen haben, gern angefasst werden. Sie möchten „berührt" werden, weil sie spüren, dass ihnen das gut tut. Menschliche Hände vermögen einiges: Ein krankes Kind wird ruhig, wenn die Mutter ihre Hand auf seine Stirn oder seinen Bauch legt. Liebende halten sich an den Händen. Für einen Sterbenden wird das Abschiednehmen leichter, wenn jemand seine Hand hält. Wir legen unsere Hand „für etwas ins Feuer" und reichen sie jemandem, der Hilfe braucht.

Das wichtigste, was ich als Dorn-Therapeutin habe und brauche, sind meine Hände. Sie sind mein ganzes Kapital. Mit ihnen baue ich eine Brücke des Vertrauens zwischen mir und dem Patienten. Mit ihnen ertaste ich, was gestört und aus dem Lot geraten ist und mit ihnen sorge ich – mit Gottes Hilfe – dafür, dass alles wieder ins Lot kommt.

Dabei lasse ich meine Patienten immer erzählen und unterhalte mich weiter mit ihnen, worüber sie möchten. Sie glauben gar nicht, wie oft es mir schon passiert ist, dass ein Wirbel oder gar ein massiv blockiertes Kreuzbein erst dann zu bewegen ist, wenn der Patient etwas erzählt hat, was er lange Zeit in sich „vergraben“ hatte. Schon mancher hat anschließend halb verlegen, halb belustigt gesagt: „Komisch, das habe ich ja noch nie jemandem erzählt.“

Das gleichzeitige Behandeln von Körper und Seele ist für mich das Geheimnis der Methode Dorn und nur der Therapeut, der das beherzigt und danach behandelt, wird auch Erfolg haben. Dazu muss niemand ein Psychologiestudium abgeschlossen haben. Man muss nur die Augen, die Ohren und das Herz offen halten für sein Gegenüber, den Patienten.

Ähnlich gute Teamarbeiter sind meiner Meinung nach die Zellen von Menschen wie „meiner“ Ordensschwester. Ihre Informationswege sind nicht verschlossen. All ihre Sinne sind „nach außen“ gerichtet, auf ihre Mitmenschen. Diese Nonne hat die von mir ausgehende Information der Angst aufgefangen, obwohl sie räumlich weit von mir entfernt war. Es fällt uns lediglich so schwer, solche Dinge zu verstehen und zu akzeptieren, weil wir zu sehr an Raum und Zeit „kleben“. Die Angst eines Menschen, der vor der Zeit sterben soll, ist eine mächtige Informationsquelle. Ich habe leider nie überprüfen können, ob diese Ordensfrau an irgendeiner Stelle ihrer Wirbelsäule Blockaden hatte, aber ich bin sicher, sie hatte keine.

Ich habe es mir jedenfalls zur Pflicht gemacht, Menschen immer als Einheit zu behandeln. Nie als Wesen, deren Körper und Geist voneinander getrennt sind. Wer Rückenschmerzen hat, dem geht es psychisch nicht gut, und wer lange Zeit traurig, verstimmt und deprimiert ist, bei dem ist mindestens ein Wirbel aus dem Lot.

Auch hier gilt natürlich: Was nicht von heute auf morgen gekommen ist, braucht Zeit, um wieder zu gehen. Und auch die Seele lässt sich nicht im Schnellverfahren heilen. Dennoch bin ich davon überzeugt, dass eine Kombination aus Dorn-Behandlung und fundierter Gesprächstherapie die sogenannten „exogenen Depressionen“ schneller zu heilen in der Lage ist als jedes Medikament oder sonstige Verfahren.

Kapitel 11
Moderne Technik und ihre Folgen für die Wirbelsäule

Die meisten Frauen gehen sehr gern zum Friseur, möglichst jede Woche einmal. Sie lieben es, sich verwöhnen und verschönern zu lassen. Sie genießen den Service, die Kopfmassage, die Packungen und Spülungen und tun damit ihrer Seele etwas Gutes.

Ihrer Halswirbelsäule leider nicht!

Zwei von drei Patientinnen, es sind fast immer Frauen, die mit Problemen am oberen Halswirbel zu mir kommen, gehen häufig zum Friseur, wo sie sich lang und ausgiebig die Kopfhaut massieren lassen und aus diesem Grund relativ lange mit dem Kopf im Waschbecken liegen. Noch vor zehn Jahren war das kaum ein Problem, denn da wurde noch „nach vorn" gewaschen. Das war zwar nicht so günstig für das Make-up, das durch das Seifenwasser immer in Mitleidenschaft gezogen wurde, aber wenigstens nahm die Halswirbelsäule davon keinen Schaden. Seit „nach hinten" gewaschen, also der Kopf nach hinten in das Keramikwaschbecken gelegt wird, nehmen Schäden an der Halswirbelsäule und da vor allem am obersten Halswirbel, dem Atlas, deutlich zu.

Es war gar nicht so einfach, diesem Phänomen auf die Schliche zu kommen und ich habe einige Jahre dafür gebraucht. Als ich dann selbst einmal beim Friseur war, ging mir endlich ein Licht auf. Ich lag „waschbereit" im Becken, als meine Friseurin ans Telefon gerufen wurde. Schon nach einer Minute begann ich unangenehm berührt hin und her zu rutschen und nach einem bequemeren Platz für meinen Kopf zu suchen, bis ich es schließlich nicht mehr aushielt, den Kopf hob und mich wieder normal hinsetzte. Da begann es mir zu dämmern und ich erkundigte mich, ob öfter Kundinnen über die unbequeme Lage klagten. Das wurde mir sofort bestätigt und es gab sogar eine Lösung: ein gut versteckter und selten eingesetzter Hartgummieinsatz für den Kopfausschnitt des Waschbeckens. Herrlich! Kein Vergleich mit vorher. Jetzt verstand ich fast, dass man selbst in dieser Lage eine Kopfmassage von längerer Dauer genießen konnte.

Danach begann ich Patientinnen mit einem blockierten Atlas nach ihren Friseurgewohnheiten zu befragen und kam zu dem bereits beschriebenen Ergebnis. Wenn Sie also häufig unter Kopfschmerzen und Nackenverspannungen leiden und oft zum Friseur gehen, kann es durchaus sein, dass Sie zu diesen „Friseuropfern“ gehören. Sprechen Sie das Thema in Ihrem Salon an und bitten Sie um den Gummieinsatz.

Fernseher, Computer & Co.

Die Zahl der Haushalte in Deutschland, in denen nicht mindestens ein Fernsehgerät steht, dürfte verschwindend gering sein. Ich kenne jedenfalls weder unter meinen Patienten noch im Freundeskreis oder unter meinen Verwandten und Bekannten jemanden, der keinen Fernseher hat. Dadurch entsteht eine weitere Gefahr für unsere Wirbelsäule und wiederum in erster Linie für die Halswirbelsäule.

In der Regel steht der Fernsehapparat in der Nähe einer möglichst bequemen Sitzgruppe, die entweder aus einem größeren Sofa oder einer sogenannten Rundecke mit Einzelsessel besteht. Eine Person kann es in der Regel einrichten, dem Programm mit gerader und unverbogener

Wirbelsäule zu folgen. Die anderen haben es da schon schwerer. Sie sitzen mehr oder weniger seitlich vom Gerät und müssen die Halswirbelsäule immer in eine bestimmte Richtung drehen. Dazu kommt, dass es in den meisten Familien Stammplätze gibt, das heißt, jeder sitzt immer auf „seinem“ Platz und es wird nur selten gewechselt. Dabei wäre das zumindest eine kleine Erleichterung für Ihren Hals.

Wenn man den Statistikern glauben darf, verbringt jeder Deutsche durchschnittlich drei Stunden am Tag vor dem Fernsehgerät. Da sind allerdings Babys und Greise, Bettlägerige und Nichtfernseher mit eingerechnet. Also kann man davon ausgehen, dass der Großteil der Bevölkerung eher noch mehr Zeit vor der „Glotze“ verbringt. Das heißt, Millionen von Menschen, von denen sehr viele noch im Wachstum sind, verbiegen sich freiwillig jeden Tag stundenlang den Rücken und merken es nicht einmal.

Doch damit nicht genug. Auch Kollege Computer hat Einzug in die Kinderzimmer, in die Wohnzimmer und sogar in die Schlafzimmer gehalten. Ganz abgesehen von der äußerst ungesunden Strahlenbelastung hat das zur Folge, dass der moderne Mensch ständig nur noch von einem Gerät zum nächsten wechselt. Was bleibt, ist die Fehlbelastung der Wirbelsäule. Nur selten sitzt jemand gerade vor seinem Monitor. In der Regel geht das schon deshalb gar nicht, weil der schräg neben der Tastatur steht. Und wieder ist die Halswirbelsäule die Leidtragende. Kopfschmerzen sowie Verspannungen im Bereich der Halswirbelsäule und des Schultergürtels sind die Folge und sie werden in der Regel mit Medikamenten und / oder Massagen behandelt. Dabei wäre es viel einfacher, den Schaden bereits an seinem Ursprung abzuwenden.

Warum Sie ab und an Ihr Wohnzimmer umräumen sollten

Räumen Sie so um, dass möglichst alle, die sich abends hier versammeln, einen geraden Blick auf den Fernseher haben. Und wenn das aus räumlichen Gründen nicht möglich sein sollte, führen Sie das „rollende System“ ein und sorgen dafür, dass einfach öfter die Plätze gewechselt werden. Stehen Sie während der Werbung nicht nur auf, um sich ein paar neue Chips oder eine weitere Flasche Bier zu holen, sondern auch, um den Kopf zu rollen und die Schultern zu entspannen und sich dann auf einen anderen Platz zu setzen. Sie werden sehen, dass sich so eine ganz neue Perspektive ergibt.

Am Computer reicht es schon aus, wenn Sie den Monitor so umstellen, dass er direkt vor Ihnen steht und Sie die Halswirbelsäule nicht immer verrenken müssen. Das allein kann so manche Beschwerden vollkommen zum Verschwinden bringen.

Natürlich kann man in unserer modernen Zeit nicht alles meiden, was der Wirbelsäule schadet. Und wahrscheinlich hat man das noch nie gekonnt. Als es noch keine Maschinen, keinen Fernseher und keinen Computer gab, gab es zu schwere körperliche Arbeit, Spinnräder und Webstühle, die auch nicht immer ohne waren. Die Evolution ist eben einfach noch nicht abgeschlossen und wir sind für unsere Aufgaben nicht immer richtig ausgerüstet. Dennoch kann man einiges tun (und manches muss man einfach nur lassen), um auch im Alter beschwerdefrei zu leben und sich bester Gesundheit zu erfreuen.

Kapitel 12
Was Sie selbst tun, und was Sie lieber lassen sollten

Von beidem gibt es eine ganze Menge und nicht alles wird Ihnen gefallen. Natürlich, wenn Sie jung und gesund sind, wenn Ihnen nichts weh tut und Sie sich im Vollbesitz Ihrer körperlichen Kräfte befinden, werden Sie kaum einsehen, warum Sie sich plötzlich anders verhalten oder gar einschränken sollten. Aber erstens wird das vielleicht nicht immer so bleiben, und zweitens ist Prophylaxe allemal besser als jede noch so gute Therapie.

Wenn Sie ohnehin schon unter Beschwerden, Schmerzen oder Bewegungseinschränkungen leiden und auf der Suche nach Hilfe sind, wird es Ihnen vielleicht etwas leichter fallen, die eine oder andere liebgewordene Angewohnheit aufzugeben. Aber oft gilt auch hier: Der Geist ist willig, aber das Fleisch ist schwach. Sobald es auch nur ein bisschen besser geht, sind alle guten Vorsätze vergessen und man macht weiter wie bisher.

Dennoch kann es hilfreich sein, schon einmal gehört oder gelesen zu haben, was gut und was weniger sinnvoll ist, und ich persönlich halte Aufklärung über den eigenen Körper und seine Funktionen für die Grundlage jeder Behandlung. Niemand tut oder lässt etwas, wenn er nicht versteht warum.

Fangen wir also ganz am Anfang an – beim Baby. Achten Sie darauf, dass Ihr Sprössling alle Dinge, die ihn interessieren, direkt aufnehmen kann. Das Fenster, eine Lichtquelle, das Radio, die Mutter im anderen Zimmer – das alles sind Dinge, denen sich ein Baby zuwenden möchte. Wenn es sich aber noch nicht selbständig umdrehen kann, wird es auf halbem Weg stecken bleiben und sich die Wirbelsäule verbiegen. Wenn das einmal vorkommt, ist es sicherlich kein Drama, geschieht es aber über Wochen, dann kann es bereits zu einem Haltungsschaden führen. Kontrollieren Sie die faszinierenden Dinge im Kinderzimmer und stellen Sie gegebenenfalls das Bettchen ein wenig um.

Wenn Ihr Kind im Krabbelalter einfach nicht krabbeln will, sondern die geschlossenen Beine, anzieht und wieder ausstreckt, also wie eine Raupe vorwärts robbt, dann könnte das ein Hinweis auf ein Hüftgelenksproblem sein. Lassen Sie das Kind zu Ihrer Beruhigung und zu seinem Wohl von einem Dorn-Therapeuten untersuchen.

Und noch etwas: Steigen Sie aus allen Wettkämpfen mit Müttern, Schwiegermüttern, Freundinnen und so weiter aus, wenn es darum geht, wessen Kind früher laufen konnte.

Stellen Sie Ihr Kind nicht früher auf die Beine, als es selbst möchte. Sie können sicher sein, dass es laufen lernt, sobald sein Rücken, seine Muskeln und seine Gelenke kräftig genug dafür sind. Oder haben Sie schon einmal ein krabbelndes Schulkind gesehen? Es ist allemal gesünder, etwas später als zu früh aufrecht gehen zu lernen.

Bitte trösten Sie ihr weinendes Kind nicht mit Essbarem! Damit legen Sie den Grundstein für Übergewichtigkeit und Gelenkserkrankungen. Natürlich dürfen Sie Ihrem Kind hier und da mal Gummibärchen, Kekse und ein Stück Schokolade geben, aber es kommt immer auf den Zeitpunkt an. Wenn es weint, weil es sich weh getan hat, weil der Papa gerade aus der Tür gegangen ist, weil es einen Schreck bekommen hat und so weiter, also immer, wenn große Gefühle im Spiel sind, sind Süßigkeiten eindeutig fehl am Platz. Dann ist nur Zuwendung gefragt, Streicheln, Hautkontakt, Küsschen, Pusten und so weiter.

Das Gleiche gilt für die Belohnung einer Leistung: Zuwendung, Lob und „seelische Streicheleinheiten“ sind viel besser geeignet als eine noch so leckere Tafel Schokolade.

Glauben Sie mir, ich weiß, wovon ich rede. Viele Erwachsene sind als Kinder mit Süßigkeiten über Kummer hinweggetröstet worden und behalten diese Sitte bei, bis sie groß und übergewichtig geworden sind. Ernährungsexperten wie beispielsweise die Weight-Watcher wissen das und legen viel Wert auf eine Umerziehung. Sowohl Belohnung als auch Frust wird sehr häufig mit Essen verbunden. Es braucht dann viel Fantasie und Energie, etwas anderes an diese Stelle zu setzen. Besser ist es, wenn ein Kind gleich das Richtige kennen lernt.

Hat man Ihnen als Kind auch oft gesagt „Trink nicht so viel, sonst hast du gleich keinen Hunger mehr“ oder „dann musst du so viel schwitzen oder so oft aufs Klo“? Vergessen Sie diese Art von Sätzen möglichst ganz. Auf jeden Fall sollten Sie so etwas nie laut sagen, besonders dann nicht, wenn Ihr Kind etwas trinken möchte. Wenn es körperlich gesund ist, lassen Sie es so viel trinken wie es mag und wann immer es mag. Natürlich keine Coca-Cola oder sonstige Limonaden, die machen dick und sind als Getränke völlig ungeeignet. Auch Milch ist bestenfalls eine Lebensmittel, kein Getränk gegen den Durst. Das gleiche gilt natürlich für Kakao. Von Wasser, Früchtetee und verdünnten Fruchtsäften (ohne Zuckerzusatz) sollte Ihr Kind jedoch so viel bekommen wie es mag. Und wenn Sie jetzt sagen „Mein Kind mag aber kein Wasser oder keinen Tee“, dann kann ich nur antworten: „Der beste Lehrmeister ist ein gutes Vorbild.“ Wenn Sie selbst nur Kaffee oder Cola trinken, während Sie Ihrem Kind Wasser und Früchtetee anbieten, dann geht das bestenfalls so lange gut, bis Ihr Sprössling laut und deutlich nein sagen und sehr laut schreien kann.

Wenn Sie dieses Buch aufmerksam gelesen haben, wissen Sie, wie wichtig Flüssigkeit und ganz besonders sauberes Wasser für unseren Organismus ist – für den erwachsenen und noch mehr für den heranwachsenden.

Was für Getränke gilt, gilt natürlich auch für alles andere, was Ihr Kind (und damit Ihre ganze Familie) zu sich nimmt. Solange Sie stillen, ist das alles noch kein großes Problem, aber die Zeit ist ja relativ kurz verglichen mit den rund zwanzig Jahren, die Ihr Kind an Ihrem Esstisch verbringen wird. Keine Angst, ich will Ihnen hier keinen Vortrag über kindliche Ernährung halten, aber wenn Sie ein paar ganz einfache Grundregeln beachten, können Sie Ihr Kind vielleicht vor größeren Problemen bewahren.

Der beliebte Satz „Wer seinen Teller nicht leer isst, kriegt keinen Pudding" führt in der Regel nur zu Geschrei und letztendlich zu Übergewicht. Das soll nicht heißen, dass sich Ihr Kind von nun an Berge von Essen auf den Teller laden kann, nur um diesen dann nach einem Bissen stehen zu lassen. Es heißt nur: Gesunde Kinder wissen selbst, wie viel Nahrung sie brauchen und wann sie satt sind. Aber selbst dann möchte man vielleicht noch einen Nachtisch. Wenn der obendrein noch gesund ist, umso besser.

Kinder, die sich ihre Portionen selbst nehmen dürfen, lernen besser einzuschätzen, wie viel sie wohl essen mögen, und müssen später nicht jeden Teller leer essen, nur weil sie es nicht anderes gewohnt sind. Auch hier gilt natürlich: mit gutem Beispiel und nur mäßig gefülltem Teller voran.

Versuchen Sie größere Streitgespräche bei Tisch zu vermeiden, lassen Sie aber durchaus eine rege Diskussion zu. Essen ist ja auch ein kommunikatives Ereignis und dient nicht nur der Nahrungsaufnahme. Wenn es in einer angenehmen Atmosphäre stattfindet, ist es schon halb verdaut. Vor allem Zeit sollten Sie sich nehmen, damit niemand auf die Idee kommt, halbgekaute Bissen hinunterzuschlucken, nur um satt zu werden, bevor die Mahlzeit schon wieder zu Ende ist.

Wenn Sie nun auch noch so kochen, dass die Vitamine weitgehend erhalten bleiben und das Fleisch möglichst mager und bestenfalls Beilage ist, haben Sie bereits einen Riesenschritt in Richtung Gesundheit getan. Knorpel, Muskeln, Gelenke und Bänder werden es Ihnen danken und Ihr Kind später sicher auch, wenn es nicht sein ganzes Leben lang gegen falsche Essgewohnheiten und Übergewicht ankämpfen muss.

Ich habe selbst drei Kinder und war immer berufstätig. Ich weiß also, was es heißt, alles unter einen Hut zu bringen. Die Tiefkühlpizza, der Schnellimbiss und die Fast-Food-Kette waren auch bei mir manchmal die letzte Rettung. Aber eben nur manchmal. Es war die Ausnahme. Heute ist es oft die Regel. Und da beginnt es, kritisch zu werden.

Aber nicht nur die Ernährung stellt eine Klippe dar, die es zu umschiffen gilt. Es gibt noch einiges andere, was einer geraden Wirbelsäule im Weg steht, zum Beispiel zu kleine Schuhe. Sicher, Kinder wachsen wie die Spargel und manchmal glaubt man, die gerade gekauften Schuhe seien schon zu klein, bevor man mit ihnen zu Hause angekommen ist. Stimmt fast. Kinderfüße wachsen schnell und in Schüben. Kommen Sie bitte dennoch nicht auf die Idee, Schuhe auf „Vorrat“ kaufen zu wollen. Ihr Kind muss den Preis dafür bezahlen. In zu großen Schuhen wird es ständig mit den Zehen Halt suchen, indem es sie krümmt und verbiegt. Das Resultat ist eine falsche Haltung und auf Dauer ein Schaden an der Wirbelsäule. Das Gleiche gilt für abgetragene Schuhe von älteren Geschwistern.

Bei den Indianern gibt es ein Sprichwort: „Bevor du eine Entscheidung von mir beurteilst, geh ein paar Meilen in meinen Mokassins." Das soll zum Ausdruck bringen, dass man die Persönlichkeit eines Menschen spüren kann, wenn man seine Schuhe anhat. Ich habe keine Ahnung, ob das auch auf normale Schuhe übertragbar ist, aber ich weiß, dass jeder Mensch ganz individuelle Füße und einen ganz individuellen Gang hat, was natürlich auch seine Schuhe prägt. Wenn nun ein Kind in Schuhen geht, die ein anderes Kind getragen hat, wird es gezwungen, seine Füße der „vorbestimmten" Form anzupassen, und das schadet – nicht nur den Füßen, sondern der gesamten Statik. Sparen Sie an anderen Dingen. Kaufen Sie lieber ein Computerspiel oder ein paar Süßigkeiten weniger und dafür eigene, passende und qualitativ hochwertige Schuhe für Kinder, die noch nicht ausgewachsen sind.

Kaum hat man diese Klippe umschifft, taucht schon die nächste am Horizont auf: die Schule und damit die Frage nach dem Schulranzen. Klar, Ihr Kind will ihn selbst aussuchen, will vielleicht den buntesten, den größten, den mit Pokemon drauf. Und Sie haben nun die tolle Aufgabe, nach diesen Vorgaben das auszusuchen, was tragbar und bezahlbar ist. Schauen Sie sich Ihr Kind genau an. Wie groß ist es, wie kräftig, wie viel Gewicht kann man ihm auf die zarten Schultern laden? Schließlich bleibt der Ranzen ja nicht leer. Er wird mit schweren Büchern und sonstigen lebensnotwendigen Utensilien vollgestopft. Doch, doch, wird er, glauben Sie mir. Mit dem, was Sie im Laufe der Jahre alles aus diesem Ding fischen werden, können Sie mühelos einen Container füllen: Steine, Heftchen, Comicfiguren, Werkzeuge aller Art, Kastanien, alte und uralte Butterbrotreste und und und. Jede noch so gute Kontrolle scheitert an der gesunden Neugier und am Sammeltrieb eines Kindes. Also, nehmen Sie den Ranzen so bunt wie möglich, mit allem drauf, was Ihr Kind mag, aber bestehen Sie darauf, dass er so klein wie möglich ist, denn sonst wird die Last auf Dauer einfach zu schwer. Kaufen Sie lieber ab und zu einen neuen, wenn das nötig werden sollte. Das Geld, das Sie dafür ausgeben, brauchen Sie später nicht für den Orthopäden.

Haben Sie schon einmal darüber nachgedacht, ein zweites Bett im Kinderzimmer aufzustellen? Eines für Ihr Kind und ein weiteres für dessen Kuscheltiere, Pokemonmonster, Barbiepuppen und so weiter? Sicherlich immer dann, wenn Sie nachts noch einmal nach Ihrem Sprössling schauen wollten und ihn völlig verdreht und schon halb auf der Erde liegend vorfanden, nur weil sein Bett wegen „Überfüllung geschlossen" war.

Der Schlaf ist die wichtigste Regenerationsphase für den Organismus. Der Rücken wird vom Körpergewicht entlastet, die Bandscheiben füllen sich wieder mit Flüssigkeit. Sie erinnern sich! Das ist natürlich nicht möglich, wenn ihr Kind die Nacht zusammengekrümmt wie ein Regenwurm verbringt, weil es keinen Platz zum Ausstrecken mehr hat. Ich kenne die Kämpfe um jedes heißgeliebte Kuscheltier und dennoch: Die Gesundheit geht vor und bis auf eine oder zwei Ausnahmen muss alles auf Schränken und Tischen übernachten, was nicht in dieses Bett gehört.

Und wo Sie schon einmal dabei sind, sich unbeliebt zu machen, können Sie ihr Kind ruhig auch mal ein bisschen aufscheuchen, wenn es gerade seine Lieblingssendung im Fernsehen sieht. Da es davon vermutlich eine ganze Menge gibt, „erwischen" Sie es ohnehin immer zur falschen Zeit. Lassen Sie es den Müll raustragen oder die Katzenkiste saubermachen, irgendetwas, das ebenso gesund wie unbeliebt ist. Wie laut ihr Kind auch protestieren mag, denken Sie daran: Bewegung ist unerlässlich für gesundes Wachstum und dauerhaftes Stillsitzen macht krank.

Überspringen wir die Jahre zwischen der Vorpubertät und dem Abitur, in denen Sie ohnehin kaum einen nennenswerten Einfluss auf die Gewohnheiten Ihrer Sprösslinge haben. Nicht was Mode anbelangt und schon gar nicht, was Freizeitbeschäftigungen betrifft. Sie brauchen gar nicht erst den Versuch zu unternehmen, Ihren Kindern zu erzählen, wie ungesund es ist, mit nassen Haaren nach draußen gehen, dass nur Menschen ohne eigene Meinung immer genau das tun, was alle tun, dass ausgeprägte Persönlichkeiten auch Jeans ohne Designeremblem tragen, dass Vitamine wichtig für ihr Wachstum, Geschlechtskrankheiten wieder auf dem Vormarsch und innere Werte wichtiger sind, als eine noch so tolle Verpackung. Kein Mensch zwischen zwölf und zweiundzwanzig wird Ihnen zuhören.

Diese Zeit können Sie besser nutzen, indem Sie sich mal wieder mit sich selbst, Ihrer Gesundheit, Ihren guten und schlechten Angewohnheiten und all den Dingen beschäftigen, die Sie immer schon tun oder ändern wollten. Im Laufe der Jahre haben Sie vielleicht ein paar Pfunde zu viel angesammelt. Sie haben schon zahlreiche Diäten begonnen und nach immer kürzerer Zeit wieder abgebrochen. Der Erfolg war gleich Null, wenn man mal davon absieht, dass Sie anschließend immer ein bis zwei Kilo mehr auf die Wage gebracht haben als vorher.

Kommt Ihnen das bekannt vor? Dann geht es Ihnen wie vielen anderen Menschen, die sich immer noch erzählen lassen, man könne Gewicht verlieren, indem man eine Diät macht. Kann man nicht! Es gibt nur zwei Wege, um Übergewicht loszuwerden: weniger Kalorien zu sich nehmen, als der Körper verbraucht, oder seinen Grundumsatz erhöhen. Sie erinnern sich: Unter Grundumsatz versteht man die Menge an Kalorien, die ein Körper in absoluter Ruhe, in einem angenehm temperierten Raum benötigt, um all seine Funktionen wie Herzschlag, Atmung etc. aufrechtzuerhalten. Alles, was über diese etwa 2.200 Kalorien hinausgeht (ist abhängig von Geschlecht und Alter), muss verbrannt werden.

Wenn Sie also 2.500 Kalorien am Tag verbrauchen und 3.000 zu sich nehmen, sammelt sich der Überschuss zwangsläufig auf Hüften, Po und Bauch an. Und wenn es auch nur 100 oder 200 Kalorien pro Tag zu viel sind, irgendwann werden auch daraus zehn Kilo Übergewicht, vor allem wenn Sie nicht mehr zwanzig sind.

Erinnern Sie sich, was ich Ihnen über unseren eingebauten Kampf- oder Flucht-Mechanismus erzählt habe? Nun, ähnlich vorsintflutlich reagiert unser Organismus auch auf Nahrungsentzug. Wenn er einmal die Erfahrung gemacht hat, dass eine Hungersnot (auch wenn es in Wirklichkeit nur eine Diät war) seine Existenz bedrohen kann, vergisst er das nie wieder. Und da er auf Überleben programmiert ist, entwickelt er taktisch durchaus kluge, für uns aber leider völlig unbrauchbare Strategien. Könnte Ihr Organismus sprechen, vielleicht würde sich das etwa so anhören: „Ach du liebe Zeit, schon wieder eine Hungersnot. Wir müssen alles dransetzen, um die zu überleben. Nur das absolut Notwendige verbrennen und ansonsten sparen, sparen, sparen. Gundumsatz bis zum äußersten herunterfahren. Je länger wir auf Reserve bleiben, desto länger werden wir überleben. Man weiß ja nie, wann wieder ausreichend Lebensmittel zur Verfügung stehen. An alle: Nur im äußersten Notfall auf die Reserven zurückgreifen!“

Währenddessen quälen Sie sich durch die dritte Hungerwoche und alles, was Sie bisher mit Sicherheit verloren haben, ist Ihre gute Laune und vermutlich auch eine ganze Portion Optimismus. Seit der zweiten Woche scheint auch der Zeiger der Wage festzementiert zu sein. Er rührt sich jedenfalls nicht mehr von der Stelle und irgendwann geben Sie auf. Das lange Hungern und vor allem der Frust über dieses neuerliche Scheitern brechen sich Bahn und Sie gönnen sich ein wahrlich festliches Mahl. Jetzt ist alles egal.

In knapp einer Woche haben Sie Ihr altes Gewicht wieder erreicht. Nach einer weiteren Woche liegen Sie bereits zwei Kilo darüber. Der anfängliche Wasserverlust ist wieder ausgeglichen, Ihr Organismus weiß Bescheid: Es gilt, der nächsten Hungersnot vorzubeugen und Vorräte anzulegen.

Eine Diät zieht zwangsläufig die nächste nach sich, wenn Sie ein paar grundsätzliche Regeln nicht beherzigen:

- Machen Sie niemals eine Null-Diät. Das ist wirklich der schnellste Weg zum Übergewicht. Sie können danach ausschließlich rohe Möhren knabbern und werden trotzdem zunehmen. Ihr Körper wird diesen Schock nie wieder vergessen.

- Machen Sie überhaupt keine Diät mit weniger als 1.200, besser noch 1.400 Kalorien. Nur so können Sie Ihren Körper überlisten und verhindern, dass er merkt, dass Sie es auf seine Reserven abgesehen haben.

- Meiden Sie einseitige Diäten. Gerade wenn Sie wenig essen, sollte das, was Sie essen, ausgewogen und vielseitig sein. Essen Sie viel Gemüse, Salat, Kartoffeln und mageres, möglichst weißes Fleisch. Trinken Sie so viel Wasser wie möglich. Es nimmt den Hunger, entsäuert den Organismus und schwemmt Schlacken aus. Der

Stoffwechsel kommt auf Trab und Sie verlieren viel schneller Gewicht.

- Bewegung an der frischen Luft ist ebenfalls ein absolutes Muss, wenn Sie gesund bleiben und auf Dauer abnehmen wollen. Denken Sie daran, dass Kalorien verbrannt werden müssen, und wenn Sie sich viel bewegen, verbraucht der Körper mehr Kalorien.

- Nehmen Sie am besten gleich von Anfang an Abschied von dem Wörtchen „schnell". Begriffe wie „Blitzdiät" „Wochenenddiät" „Drei-Tage-Diät" implizieren den Misserfolg bereits. Klar, Sie können an einem Wochenende zwei Kilo abnehmen, indem Sie Wasser loswerden und das, was Sie noch in den Därmen haben. Mehr nicht! Fettverbrennung braucht wesentlich länger und bis der Körper auf seine Reserven zugreift, vergehen mindestens drei Wochen. Also, lassen Sie sich Zeit und hören Sie auf mit den Diäten. Stellen Sie einfach Ihre Ernährung um. Dann fällt die eine oder andere „Sünde" überhaupt nicht ins Gewicht.

Ähnliches gilt auch für alle guten Vorsätze hinsichtlich sportlicher Betätigung. Wenn Sie zwanzig Jahre oder länger nichts für sich und Ihre Fitness getan haben, sollten Sie um Himmels Willen nicht versuchen, das jetzt in drei Tagen nachzuholen. Außer einem fürchterlichen Muskelkater kommt da ohnehin nichts bei raus. Im schlimmsten Fall ruinieren Sie sich die Gelenke und bringen Wirbel aus dem Lot.

Natürlich ist Sport gesund – in Maßen und der jeweiligen Kondition entsprechend. Dabei ist, was Sie tun, wesentlich weniger wichtiger, als wie Sie es tun. Wenn Sie sich ernsthaft vorgenommen haben, etwas mehr für Ihren

Körper zu tun, dann überlegen Sie bitte genau, was Ihnen wirklich Spaß machen würde und ob es auch machbar ist. Schauen Sie sich Ihre häusliche Situation an und überlegen Sie, ob es Ihnen zum Beispiel möglich ist, dreimal pro Woche schwimmen zu gehen. Wenn Sie kein Auto haben, das Hallenbad aber zehn Kilometer entfernt ist, haben Sie zwei Möglichkeiten: Sie nehmen den Bus, vorausgesetzt, die Zeit reicht, oder Sie fahren mit dem Fahrrad, vorausgesetzt, Sie sind wirklich sehr entschlossen. Anderenfalls sind Ihre guten Absichten schon von vornherein zum Scheitern verurteilt.

Die folgenden Sportarten dürfen Sie aus der Sicht Ihrer Gelenke und Ihrer Wirbelsäule auf jeden Fall betreiben, immer vorausgesetzt, Ihr sonstiger Gesundheitszustand lässt es zu: Walking, Schwimmen und Fahrrad fahren. Gymnastikübungen aller Art besprechen Sie besser zunächst mit Ihrem Dorn-Therapeuten. Nicht immer ist das, was vielen gut tut, auch gut für Sie. Das gilt auch für Krankengymnastik und Massagen. Klären Sie das individuell für sich, wobei Sie vor allem den Zustand Ihrer Wirbelsäule beziehungsweise Ihrer Gelenke in Betracht ziehen sollten.

Bei Wirbel- und Gelenkerkrankungen ist es nicht so einfach, Patentrezepte zu geben. Man muss den betreffenden Menschen kennen und genau untersuchen, bevor man ihm Anweisungen gibt oder gar generelle Verbote ausspricht. Dennoch kann ich aus meiner Erfahrung heraus sagen: Für 99 Prozent aller Menschen mit Ischias, Kniegelenksbeschwerden und/oder Rückenschmerzen ist das Übereinanderschlagen der Beine im Sitzen Gift. Wenn Sie sich das abgewöhnen können, haben Sie bereits einiges zur Wiederherstellung einer vernünftigen Statik getan.

Auch falsches Bücken beziehungsweise das Heben schwerer Gegenstände verursacht eine Vielzahl von Beschwerden, die sozusagen hausgemacht sind. Achten Sie darauf, dass Ihre Knie immer leicht nach außen zeigen, wenn Sie sich bücken, um zum Beispiel Schuhe und Strümpfe anzuziehen, oder wenn Sie einen schweren Sprudelkasten anheben wollen. Wenn Sie gesunde Hüftgelenke haben, schadet es Ihnen nicht, aber wenn Sie bereits einen Schaden an den Hüftgelenken haben, ist es enorm hilfreich.

Solche und ähnliche Tipps für das tägliche Leben in Bewegung wird „ihr" Dorn-Therapeut Ihnen geben, nachdem er sie untersucht und behandelt hat und wenn er weiß, wo Ihre ganz individuellen Schwachstellen liegen. Vieles lässt sich allein dadurch wieder in Ordnung bringen. Manches andere braucht etwas länger und erfordert viel Disziplin. Wer dreißig Jahre lang einen Wirbelsäulen- oder Gelenkschaden hatte, wird ihn natürlich nicht von heute auf morgen wieder los, und um eine ausgeprägte Skoliose zu behandeln, muss man sich wirklich sehr anstrengen. Der Patient ebenso wie der Therapeut. Dazu gibt es natürlich auch Hilfsmittel wie Salben, Öle, Wärmelampen, Bäder, Massagegeräte und so weiter. Da hat sicherlich jeder Dorn-Therapeut seine ganz individuellen Erfahrungen, die er gern an seine Patienten weitergibt.

Neben diesen kleinen Hilfen gibt es seit einiger Zeit in Deutschland noch eine recht große: eine relativ unscheinbare Matte, die Dorn-Therapeuten ihre Arbeit enorm erleichtern kann. Sie lockert die oftmals stark verspannte Muskulatur und schafft den Raum, den die Wirbel brauchen, um ohne Einschränkungen arbeiten zu können.

Außerdem hat sie den unbezahlbaren Vorteil, dass der Patient sie zu Hause anwenden kann – so oft er möchte und immer dann, wenn „sein" Dorn-Therapeut einmal nicht erreichbar ist.

Diese Detensor-Matte ist ein „Abfallprodukt“ aus der Raumfahrt. Wenn die Astronauten von ihren Reisen ins All zurückkehrten, waren sie nämlich bis zu sieben Zentimeter länger als zuvor und hatten beim Wiedereintreten in die Erdatmosphäre erhebliche Schmerzen. Professor Kienlein nahm diese Tatsache zum Anlass, eine Liegematte zu entwickeln, welche die Schwerelosigkeit des Raums simuliert und damit die Wirbelsäule eine Weile völlig entlastet.

Jeder, der schon einmal einen akuten Hexenschuss gehabt hat und vor Kreuzschmerzen nicht mehr ein noch aus wusste, kann sich bestimmt vorstellen, wie wohltuend eine völlige Entlastung vom Eigengewicht sein kann. Ich setze die Detensor-Matte seit einiger Zeit oft am Ende einer Dorn-Behandlung ein und bin mit den Erfolgen sehr zufrieden.

Dank

Auf die Idee, dieses Buch zu schreiben, haben mich meine Patienten gebracht. Sie kamen immer wieder mit den gleichen Fragen: Wie ist es denn möglich, dass man jemandem so einfach helfen kann? Warum musste ich so lange leiden? Warum hat das denn vorher keiner gemerkt? Warum hört man so wenig von dieser Therapie? Und so weiter.

Dafür bedanke ich mich und auch dafür, dass sie mich unterstützt und ermutigt haben, während ich an diesem Buch geschrieben habe. Dass sie dieses Buch schon gekauft haben, bevor ich überhaupt einen Satz geschrieben hatte.

Das gleiche gilt für die Teilnehmer an meinen Seminaren. Als ich ihnen von meinem Vorhaben erzählte, waren sie von der Idee begeistert und haben mir Mut gemacht, sie in die Tat umzusetzen.

Und natürlich gilt mein ganz besonderer Dank dem Mann, ohne den es dieses Buch ganz bestimmt nicht geben würde: Dieter Dorn. Ohne ihn und seine Methode, ohne seine Bereitschaft, sein Wissen weiterzugeben, und ohne seine offene, herzliche Art hätte es nichts zu schreiben gegeben. Alles, was ich auf diesem Gebiet gelernt habe, alles, was ich weitergeben konnte, verdanke ich ihm .... und ein bisschen auch seiner Frau, die mich immer wieder ermutigt hat, als ich meine Anfangsschwierigkeiten überwinden musste. Die mir mit einem kleinen Lächeln und einem Augenzwinkern zu verstehen gab, wann ich eine Blockade gefunden hatte und wann ich wieder mal an der falschen Stelle suchte. Beiden danke ich von ganzem Herzen.

Natürlich schreibt man kein Buch mal eben so nebenbei – neben der Praxis, den Patienten, den Seminaren, dem Haushalt, den Kindern, dem Ehemann. Das klappt nur, wenn ganz viele Menschen ganz viel Geduld mit einem haben und viel Arbeit zusätzlich übernehmen. Bei ihnen allen möchte ich mich an dieser Stelle bedanken. Und nicht zuletzt auch bei all denen, die mitgeholfen haben, dass aus unzusammenhängenden Ideen und Patientengeschichten ein Buch werden konnte, das anderen Menschen vielleicht weiterhelfen kann.

Weiterführende Literatur

Flemming, Gerda: *Die Methode Dorn . Eine sanfte Wirbel- und Gelenktherapie*, Aurum Verlag, Braunschweig 2001 (6. Auflage)

Graulich, Michael: *Wunder dauern etwas länger . Eine schulmedizinische Aufarbeitung der sanften manuellen Therapie nach Dorn*, Margarethen Verlag, Ottobeuren 1996

Graulich, Michael / Georg, Heinz: *Fast alles ist möglich . Erfahrungsberichte, Weiterentwicklungen und Ausblicke mit der SMT*, Margarethen Verlag, Ottobeuren 1999

Guillot, Françoise / Baureis, Helga: *Yin und Yang in Harmonie . Praktische Methoden zur Stärkung der zwölf Hauptmeridiane*, Aurum Verlag, Braunschweig 1999

Naturheilpraxis heute . Lehrbuch und Atlas, Verlag Urban & Fischer, München 2000

Ozaniec, Naomi: *Die Chakras*, Aurum Verlag, Braunschweig 1993

Richter, Isolde: *Atlas für Heilpraktiker. Anatomie, Physiologie, Krankheitsbilder*, Verlag Urban & Fischer, München 1994

Roche Lexikon Medizin, Verlag Urban & Fischer, München 1999 (4. Auflage)

Ausbildungsstätten und Therapeuten

Eine aktuelle Liste mit den Adressen aller von Dieter Dorn autorisierten Ausbildungsstätten erhalten Sie gegen Einsendung eines ausreichend frankierten (DM 1,10) und adressierten Rückumschlags. Zu den gleichen Bedingungen schicken wir Ihnen auch gern eine Liste mit Adressen autorisierter Therapeuten in der unmittelbaren Nähe Ihres Wohnortes. Bitte haben Sie Verständnis dafür, dass wir nur von Dieter Dorn autorisierte Therapeuten vermitteln. Das kann in Einzelfällen bedeuten, dass die „unmittelbare Nähe" nicht direkt vor der Haustür liegt. Adressen weiterer Therapeuten erhalten Sie von den jeweiligen Ausbildungsstätten.

Aurum Verlag
Georg-Westermann-Allee 66
38104 Braunschweig